·肿瘤细化护理丛书·　　总主编　周染云

肿瘤微创治疗细化护理

主　编　盖绿华　杨武威

科学出版社
北京

内 容 简 介

本书以问答的形式介绍了肿瘤的微创治疗（包括超声消融术、氩氦刀、放射介入治疗、放射性粒子治疗、射频消融和微波消融治疗）的概念、适应证、禁忌证，针对护士在进行微创治疗围术期中可能遇到的护理问题，提供科学有效、切实可行的护理方法，避免不良反应的发生，提高微创治疗的安全性、有效性。本书可供临床护士业务更新专科知识，提高护理水平，也可供患者及家属参考阅读。

图书在版编目（CIP）数据

肿瘤微创治疗细化护理 / 盖绿华，杨武威主编 . —北京 : 科学出版社 , 2017.6
（肿瘤细化护理丛书）
ISBN 978-7-03-053601-3

Ⅰ . ①肿… Ⅱ . ①盖… ②杨… Ⅲ . ①肿瘤学—护理学 Ⅳ . ① R473.73

中国版本图书馆 CIP 数据核字 (2017) 第 131985 号

责任编辑：李 玫 / 责任校对：何艳萍
责任印制：赵 博 / 封面设计：吴朝洪

科 学 出 版 社 出版
北京东黄城根北街 16 号
邮政编码：100717
http://www.sciencep.com

天津市新科印刷有限公司 印刷

科学出版社发行 各地新华书店经销

*

2017 年 6 月第 一 版 开本：720×1000 1/16
2017 年 6 月第一次印刷 印张：6 3/4
字数：122 000

定价：28.00 元
（如有印装质量问题，我社负责调换）

《肿瘤微创治疗细化护理》
编写人员

主　编　盖绿华　杨武威

副主编　徐　宁　祝宝让　翟红岩　李　静

编　者　（以姓氏笔画为序）

乙苏北　王家彦　王燕青　刘宇佳

刘志杰　李　丹　李　静　杨亚婷

杨武威　吴　琼　陆爱梅　易慧娟

岳玉璐　周染云　祝宝让　秦艳红

徐　宁　高　乐　郭营瑾　曹艳艳

盖绿华　蒋　静　翟红岩

肿瘤护理是一门多学科的综合学科，肿瘤护理专业与生理学、病理学、护理学、心理学及基础医学等息息相关。如何提高患者的生活质量？如何帮助患者树立战胜疾病的信心？如何开展肿瘤患者的延续性护理？解放军307医院的护理人员们带着思考、怀着渴望，在临床护理工作中不断地学习，不停地探索、实践。

肿瘤的细化护理并非是全新的理论，而是在优质护理服务和整体护理基础上的扩展和延续。细化护理不仅要突出细节更要注重精细，更多的人文关怀要体现在护理细节中，是精细化护理管理的实践环节的延伸，是通过系统化和细化，坚持规范化、标准化、精细化和数据化的原则，使患者身心护理的各个环节得以精确、高效、协同和持续地运行。

南丁格尔是这样评价护理工作的：护士必须要有同情心和一双愿意工作的手。因此，肿瘤患者的细化护理并不是如何艰难和深奥的问题，而是如何俯下身来、埋下头去，从基础学起，从起点抓起。肿瘤患者的细化护理在解放军307医院护理工作中的应用，使护理工作责任更加具体化，目标更加明确，突出了护理工作的重点，护理缺陷降到最低，护理质量明显提高，也得到了患者的一致好评，这些宝贵的经验值得推广使用。

本书结合国内外最新资料和作者们丰富的临床护理经验，编排合理有序、阐述重点突出、内容丰富翔实，做法可行有效，对肿瘤患者及其他患者的护理具有较强的启迪作用和参考价值，若能让这些宝贵的经验在业内同行当中有效地推行开来，一定是非常有意义的。

解放军第三〇七医院院长
2017年6月12日

随着我国社会经济的快速发展，居民生活水平、饮食营养、环境状况等发生了一系列的变化，尤其是人口城市化、老龄化和生活方式的改变等诸多因素，居民健康行为和疾病模式也发生了改变。除心血管疾病之外，恶性肿瘤已经成为威胁人们健康的另一大杀手，更为忧心的是，癌症发病的年轻化趋势越来越明显。

虽然我们在基础、转化和临床方面的研究，以及公共教育、医疗保健等方面付诸了很多努力，但是恶性肿瘤仍是世界范围内疾病的首要死亡原因。因此，更好地总结治疗和护理恶性肿瘤患者方面的临床经验，将对肿瘤的护理、提高肿瘤预防、治疗的认知有着深远的积极影响。

随着医学模式的改变，对肿瘤患者的护理已不仅仅局限于对身体状况的护理，而是扩展到心理护理及帮助肿瘤患者重新适应社会等方面。这就要求临床护理人员不但要掌握有关的医学知识，还要学习心理学、社会医学、营养学等方面的知识，以便解决由肿瘤及其治疗引发的一系列问题，体现综合护理的优越性，提高患者生存质量。

《肿瘤细化护理丛书》共5册，为《肺部肿瘤细化护理》《乳腺肿瘤细化护理》《消化道肿瘤细化护理》《妇科肿瘤细化护理》《肿瘤微创治疗细化护理》，以问答的形式简明扼要地阐述了肿瘤的基础知识、肿瘤外科治疗、化疗、放疗、靶向治疗、微创、热疗、疼痛等方面的护理内容，使临床护士能更好地掌握患者病情变化及出现的并发症的护理方法，提高护理质量。

解放军第三〇七医院护理部

2017 年 3 月

目录
Contents

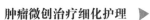

第一章

超声消融术（海扶刀）

第一节　海扶刀治疗基础知识

 什么是超声消融术（海扶刀）？

超声消融术（海扶刀）又称为"高强度聚焦超声刀"，是"高强度聚焦超声肿瘤治疗系统"的译称，英文缩写为"HIFU"。是指通过超声聚焦的方式，实现消融治疗的方法，是一种不需要切开皮肤，不需要穿刺就可以杀灭体内肿瘤的技术。

 什么是超声消融术（海扶刀）消融治疗？

消融是一种治疗方式，是指通过高温、冷冻、化学药物等方法，直接造成治疗的组织发生凝固性坏死，达到外科手术切除的效果。超声消融术（海扶刀）消融治疗是指通过超声聚焦的方式，实现消融治疗的一种方法。

 什么是凝固性坏死？

凝固性坏死是指坏死组织发生凝固变成灰白色或淡黄色、干燥、坚实的凝固体，组织结构的轮廓可保持较长时间。从形态上看，好像是鸡蛋煮熟后完全凝固一样，能保持一定原有结构和形态，但是已经没有生命体的功能了。

 超声消融术（海扶刀）的治疗原理是什么？

超声消融术（海扶刀）的消融原理是利用超声波的原理将低能量超声波聚

焦到体内，在"聚焦区"聚集到足够的强度，形成 65 ～ 100℃的瞬间高温。同时发挥超声波的固有特性——空化效应、机械效应等，导致组织凝固性坏死，破坏治疗区组织。坏死组织可逐渐被吸收或变成瘢痕。

 超声消融术（海扶刀）为什么能使肿瘤组织发生凝固性坏死？

在生物体内发生凝固性坏死往往需要两个条件：一是组织脱水、坏死；二是组织的血液供应消失或显著减少。超声消融术（海扶刀）消融治疗中由于局部瞬间可以达到 65 ～ 100℃，蛋白质被凝固，使组织发生脱水、坏死。与此同时，肿瘤血管（与正常血管结构不同）也被破坏，发生坏死、闭锁，造成肿瘤的血液供应消失，最终导致肿瘤凝固性坏死。

 超声消融术（海扶刀）治疗过程有哪些步骤？

1. 术前　常规实验室检查及影像学检查、治疗前超声定位、常规术前准备。
2. 术中　选择治疗时机、麻醉方式、手术治疗、术中实时监测、实时调整。
3. 术后　观察、恢复性治疗、判断疗效。

 超声消融术（海扶刀）后肿瘤体积会立即缩小、消失吗？

超声消融术（海扶刀）消融后，肿瘤体积一般不会立即缩小、消失，由于肿瘤组织发生凝固性坏死，其大体轮廓仍在，但此时的肿瘤已丧失活性。经过一段时间后，坏死的肿瘤组织会被机体逐渐吸收、清除，有的可以完全吸收，最终消失；也有的不能完全吸收，会在体内留下瘢痕。凝固性坏死区吸收的速度与肿瘤部位、个体差异关系很大，有的仅需几个月，有的甚至持续数年。

 超声消融术（海扶刀）能重复做吗？

超声消融术（海扶刀）的治疗遵循外科治疗原则，即主张一次性、超范围的治疗，目的是达到根治病灶的效果，所以一般情况下超声消融术（海扶刀）治疗可一次性完成。对于特殊情况，如肿瘤体积过大，不能一次性完成治疗的可以有计划地分阶段完成。此外，超声消融术（海扶刀）治疗与放疗不同，可以在同一部位反复治疗，不受剂量限制。

超声消融术（海扶刀）前需要做哪些检查？

1. 血液检查：血常规、肝肾功能、出凝血功能、肿瘤标志物。
2. 影像学检查：X线、CT、MRI、B超等。
3. 患者一般体格检查及术前治疗区皮肤的评估。

 适合镇静镇痛条件下进行超声消融术（海扶刀）的患者有哪些？

胰腺肿瘤、子宫肌瘤、软组织肿瘤、乳腺良性肿瘤、肾肿瘤、腹膜后肿瘤、腹盆腔肿瘤患者。

 超声消融术（海扶刀）时患者体位如何选择？

超声消融术（海扶刀）时要把治疗相对应的体表部位浸泡在治疗水中。
（1）肝肿瘤患者采取右侧卧位或俯卧位。
（2）子宫肌瘤、胰腺肿瘤、盆腔肿瘤患者一般采取俯卧位。
（3）骨肿瘤患者采取俯卧位和仰卧位。
（4）乳腺肿瘤患者采取侧卧位或俯卧位。
（5）肾肿瘤患者采取仰卧位。
（6）皮下软组织肿瘤患者采取的体位视肿瘤部位而定。

 超声消融术（海扶刀）前为什么要进行肠道准备？

超声消融术（海扶刀）治疗腹腔和盆腔的肿瘤（肝肿瘤、胰腺肿瘤、腹膜后肿瘤、肾肿瘤、子宫肌瘤）时为避免肠道损伤，如肠穿孔，治疗前应进行肠道准备。

 超声消融术（海扶刀）前如何评估患者术区皮肤？

对术区皮肤的要求是表面干净无污渍、没有毛发，治疗区皮肤完整无破溃，皮肤有弹性，表面无硬结、结痂及瘢痕。

超声消融术（海扶刀）对水有什么要求？

1. 水温　一是靶区热传导会使治疗区域皮肤温度升高，二是靶区皮肤界面及皮下组织吸收超声热量也会使治疗区域皮肤温度升高，所以治疗水必须经过制冷才能使用，这样才可使治疗区皮肤热量及时传导出去，从而保护治疗区域皮肤不受损伤。

2. 水质　由于超声治疗需要水作为传导介质，普通水里溶解的气体会在超声的作用下产生空化效应，影响超声聚焦，所以超声消融术（海扶刀）的治疗用水要用脱气后的纯净水。

 超声消融术（海扶刀）后术区皮肤为什么要冷敷？

给予冰袋间歇性冷敷可降低皮肤及皮下组织的温度，同时减少炎性介质的释放，减轻组织水肿。因组织降温所需时间较长，若持续冰敷可能造成组织冻伤，故治疗区皮肤要给予冰袋间歇性冷敷。

 皮肤冰袋冷敷有哪些注意事项？

1. 冰袋不要直接接触皮肤，外面一定要包裹一层柔软的干毛巾，避免引起冻伤。

2. 冰袋不要长时间冷敷一个部位，要间歇性冷敷，持续时间根据皮肤颜色、温度而定。皮肤温度降低、潮红减轻可停止冷敷。

3. 冰袋溶化后要及时更换，否则会影响冷敷效果。

4. 冷敷时间一般为 24 ~ 48h。

 如何进行间歇性冷敷？

用软毛巾包裹冰袋放于治疗区 15 ~ 20min，撤下冰袋间歇 20min，再冷敷 15 ~ 20min，再间歇 20min，如此循环往复。注意观察局部皮肤颜色变化，避免冻伤。

超声消融术（海扶刀）中为什么要应用水囊？

为减少胃或肠道内气体的影响，超声消融术（海扶刀）中常使用专用橡胶气球根据需要做成大小不同的水球囊，放在探头与治疗区域之间，将胃肠道内气体进行压迫、排挤，使治疗区域内胃肠道无积气，以便治疗顺利进行，减少并发症。

 应用水囊的注意事项有哪些？

1. 使用专用橡胶气球制作水囊，防止术中水囊破裂。
2. 囊内填充手术用的治疗水。
3. 水囊端口要结扎牢固，以防术中漏水。
4. 治疗过程中定期检查水囊的使用情况：水囊内水温增高时要加强治疗水循环；水囊内产生气泡较多时，应及时更换水囊。

 超声消融术（海扶刀）胃内注入冰盐水的作用是什么？

1. 保护胃黏膜。
2. 局部降温。
3. 显示病灶部位。

 超声消融术（海扶刀）中留置尿管的作用是什么？

通过留置导尿，可控制膀胱的充盈度，更好地显示肌瘤病灶部位，同时术后通过膀胱灌注降温保护膀胱，避免膀胱损伤。

 超声消融术（海扶刀）前如何对术区皮肤进行脱脂脱气？

超声消融术（海扶刀）是将体外超声波通过人体聚焦到体内肿瘤部位，皮肤表面的油脂和空气可使超声波发生折射，影响超声波的聚焦，所以术前要对治疗区皮肤进行脱脂脱气。

1. *脱脂方法*　用纱布蘸75%乙醇擦拭治疗区皮肤三遍，擦拭时动作轻柔，每个部位都要覆盖。

2. 脱气方法 先用纱布蘸取治疗水将治疗区皮肤打湿，再用负压吸引器连接带有小孔的吸头，逐一吸附治疗区皮肤，吸附时吸引器的负压应达到0.2kPa，此过程应重复三遍。

 超声消融术（海扶刀）中如何观察治疗区皮肤?

在治疗间歇用手伸入水囊中扪及治疗区的皮肤，也可用小镜子放入水囊中治疗区下面，借助电筒光照射镜面，通过镜面反射观察局部皮肤情况，如皮肤有灼痕、水疱、硬节或橘皮样改变，说明皮肤已有损伤，应立即报告医生进行处理。

 超声消融术（海扶刀）中如何进行管道护理?

超声消融术（海扶刀）中患者多有静脉管道、麻醉管道、胃管和尿管等，要随时保持各管道的通畅，防止导管脱落、受压，治疗部位靠近胃、肠、膀胱时要密切观察胃管和尿管引流液的性状，以判断邻近器官有无损伤。

 怎样预防肿瘤邻近组织器官的损伤?

腹、盆腔肿瘤与胃肠、膀胱关系密切，而肠道和膀胱又是空腔脏器，在超声传导过程中是一个反射界面，容易造成损伤。因此为了避免在治疗过程中对邻近组织器官的损伤，超声消融术（海扶刀）治疗腹、盆腔肿瘤时应采取以下措施：

1. 进行严格的肠道准备。
2. 胃内注入冰盐水。
3. 膀胱冰盐水灌注。
4. 治疗区皮肤冰袋间歇性冷敷。
5. 人工胸水。

 超声消融术（海扶刀）后发生皮损的原因是什么?

1. 患者术区皮肤条件不好：外科手术后伤口愈合差，皮肤经放射治疗后等。

2. 术中应用水囊时皮肤与水囊膜结合不紧密，二者之间有空隙或接触的面积过小。

3. 治疗部位过于表浅。

4. 治疗剂量过大。

5. 术前皮肤脱气脱脂不充分。

 超声消融术（海扶刀）后术区皮肤出现水疱如何处理？

超声消融术（海扶刀）后术区皮肤出现水疱，如果水疱直径小于 1cm 时，不用处理，可自行吸收，注意局部皮肤避免摩擦使水疱破裂。如果水疱直径大于 1cm 时，局部消毒处理后用无菌注射器对水疱进行穿刺抽水，抽吸后覆盖无菌油纱、纱布保护。

 术后治疗区皮肤如何护理？

1. 保护治疗区皮肤，避免摩擦。

2. 治疗区皮肤给予冰袋间歇性冷敷。

3. 皮肤灼伤起水疱后应消毒，对症处理。损伤严重时请外科会诊。

 超声消融术（海扶刀）与传统温热疗法相比有哪些区别？

最本质的区别在于：只有消融性治疗才能达到外科切除的效果。聚焦超声消融性治疗可以作为一项独立的治疗手段，直接杀死肿瘤。而传统热疗不能作为独立的治疗手段，不能直接杀死肿瘤，但可以配合放化疗，提高疗效。此外，超声消融术（海扶刀）通常是一次性、超范围的治疗，而热疗需要多次治疗，并且须和放化疗同步进行。另外，超声消融术（海扶刀）还具备以下优势：

1. 既适用于治疗浅表组织，也可以治疗体内深部组织。

2. 声强高，单次辐照时间短。

3. 精确度高。

4. 受大血管影响小，对大血管影响也小。

5. 可以单独进行治疗。

6. 不受肿瘤大小和形状限制。

7. 治疗彻底，副作用小。

放疗后的皮肤能做超声消融术（海扶刀）吗？

是否能做超声消融术（海扶刀）治疗，需要看放疗部位的皮肤情况，若放疗部位的皮肤完整、无破损、无硬结、无结痂时就可以做超声消融术（海扶刀）治疗。

第二节　超声消融术（海扶刀）治疗肝癌

 原发性肝癌的临床症状有哪些？

1. 肝区疼痛：多为持续性钝痛或胀痛。
2. 消化道症状：常有食欲缺乏、腹胀、恶心、呕吐等。
3. 全身症状：有乏力、进行性消瘦、发热，晚期患者可呈恶病质等。
4. 腹部包块：系明显增大的癌结节所致。
5. 黄疸、出血倾向、右肩痛等。
6. 腹水、转移灶症状。

 哪些原发性肝癌患者适合超声消融术（海扶刀）？

1. 早期肝癌　对于早期肝癌，超声消融术（海扶刀）可以对肿瘤病灶进行超范围的热消融，从而达到根治性治疗，相当于外科手术的根治性切除，治疗效果也比较理想。

2. 中晚期肝癌　对于部分单发或孤立的中期肝癌，无血管侵犯、无远处转移可进行超范围的超声消融术（海扶刀）治疗，以期达到根治性治疗效果；对于病灶较大或者病变较多的情况，可以进行姑息性治疗，减少肿瘤负荷，延长患者生存时间，改善生活质量。

 哪些原发性肝癌患者不适合超声消融术（海扶刀）？

1. 肝功能严重失代偿期，已有恶病质、远处转移，合并其他严重疾病（严重心肺功能不全）及病灶局部有感染者，估计生存期不超过 3 个月的患者。

8

2. 有比较严重的出血倾向的患者。

3. 肿瘤侵犯下腔静脉，声通道上的下腔静脉内有癌栓。

4. 声通道中的腹主动脉内存在钙化灶，并且通过调整治疗头的角度无法避开。

5. 治疗区的皮肤有破溃、感染等皮肤条件差的患者。

 原发性肝癌为什么要先行经皮瘤内注射碘油、乙醇？

对于有些不适合、不愿意行经导管肝动脉化疗栓塞（TACE）治疗的患者，或是 TACE 未达到预期治疗效果，可以在超声引导下将碘油、乙醇注入肿瘤内或较大肿瘤深面，无水乙醇可以使部分肿瘤细胞脱水而死亡。碘油一方面作为媒介可以吸收能量，提高超声消融术（海扶刀）治疗效果，另一方面，对于机载超声寻找识别较困难的小肿瘤病灶，碘油可以帮助超声定位。

 超声消融术（海扶刀）能否治疗门脉癌栓？

目前针对门脉癌栓的治疗，可行、有效的手段非常少。超声消融术（海扶刀）治疗具有非常显著的优势，可以对癌栓进行有效的消融，有可能使门静脉再通，降低门静脉的压力，减轻患者的症状；同时，超声消融术（海扶刀）没有创伤，一般采取单次治疗。

 为什么有的原发性肝癌要联合经导管选择性化疗栓塞治疗？

对于肿瘤血供丰富的患者，由于血流易带走超声的能量，导致超声消融术（海扶刀）治疗的效果降低，因此超声消融术（海扶刀）治疗前要进行经导管选择性化疗栓塞。栓塞剂一般采用碘化油，一方面可以阻断肿瘤的血供，同时动脉内瞬时给予高浓度的化学药物，可以在一定程度上提高治疗效果，控制肿瘤的发展；另一方面肿瘤病灶内沉积的碘油作为很好的媒介，可以吸收聚焦超声的能量，提高超声消融术（海扶刀）治疗的效果及疗效。

 超声消融术（海扶刀）治疗肝癌会损伤周围组织吗？

超声消融术（海扶刀）治疗非常精确，治疗区域的凝固性坏死组织与周围正常组织之间的边界很清楚。病理切片在显微镜下观察发现，凝固性坏死细胞与正常细胞之间只有 8 个细胞的宽度，因此超声消融术（海扶刀）治疗不会大范围损伤病灶周围的正常肝组织。

 肝癌超声消融术（海扶刀）前为什么要禁食、禁水?

1. 促进胃排空，防止患者在麻醉状态下发生呕吐，而此时患者呼吸道的保护性反射已基本消失，极易造成治疗中的误吸导致窒息，或者引起吸入性肺炎。
2. 在治疗过程中可保护胃部，防止造成胃损伤。

 超声消融术（海扶刀）治疗肝癌时为什么要注射人工胸水?

对治疗声通道肺部遮挡的肝癌患者，在超声消融术（海扶刀）前注射人工胸水来暴露病灶，并在治疗过程中通过控制呼吸显露肋骨遮挡的肝肿瘤部位，以达到超声消融术（海扶刀）有效、彻底治疗肿瘤的目的。

 肝癌患者行超声消融术（海扶刀）前为什么要放置胃管?

部分肝左叶的肝癌病灶，由于胃泡内空气的存在影响超声的传导，因此需要放置胃管定时向胃内注入和抽出冰生理盐水。这样做一方面可以改善治疗的声通道，另一方面可以降低局部温度，防止胃黏膜损伤。

 原发性肝癌超声消融术（海扶刀）前的护理常规有哪些?

1. 心理护理　治疗前向患者及家属讲述治疗的原理和过程，以取得患者及其家属的配合。稳定患者情绪，保证充足的睡眠。
2. 术前准备　治疗前一天常规准备，术前禁食、禁水，备皮剃除手术区毛发，进行静脉留置针穿刺、肠道准备。治疗前用 75% 乙醇棉签脱去治疗区油脂，再吸去毛孔内的气体，以减少超声治疗的界面，减少超声波穿透时的折射和反射，保证聚焦准确和保护治疗区皮肤免受灼伤。

原发性肝癌超声消融术（海扶刀）中全身麻醉的护理要点有哪些？

1. 配合麻醉建立静脉通道，吸氧、心电监护，连接注射泵。

2. 妥善固定体位，完全暴露病灶部位，制动。一般肝右叶癌灶取右侧卧位，左叶取俯卧位。麻醉后将患者治疗区浸泡在治疗床水囊内，朝向脱气水中的组合治疗头。可用吊带、沙袋、海绵垫固定体位。

3. 保持呼吸道通畅，观察生命体征、尿量、皮肤的色泽、温度，防止血管、神经、皮肤长时间受压导致肢体功能障碍或压疮。

4. 水质、水温监控：治疗用水去除了普通水中的气泡和杂质，在术中要经常测试水温，水温控制在 15 ～ 23℃，如超过 25℃应立即更换脱气水或加快脱气水的循环以降低水温，防止皮肤灼伤。

超声消融术（海扶刀）全身麻醉如何保护受压部位的皮肤？

做好两侧肩峰前侧面、两侧肋骨、髂前上棘及膝盖、会阴、脚踝等部位的防护，治疗前应用保护性软垫，对眼部和面部的皮肤可使用马蹄形头托固定，固定时需要保护患者眼睛，俯卧位时将患者眼部放于马蹄形头托凹陷处，避免眼睑部皮肤因接触头托面导致视网膜受压而失明。手术时间较长的患者，手术护士应每 1 ～ 2h 检查皮肤受压情况，并与麻醉医生共同调整受力点。也可在手术治疗间歇期轻微活动肢体各关节及受压区域皮肤，促进血液循环，避免出现压疮。

超声消融术（海扶刀）治疗原发性肝癌后如何评价？

1. 近期评价内容

（1）影像学评价：可选用肝脏动态增强 CT 或 MRI 检查，但是由于 CT 检查时病灶内的碘油会对评价造成一定的影响，因此最好选择 MRI 检查。

（2）肿瘤标志物水平：对于部分患者，通过定期检测血清甲胎蛋白（AFP）可以动态监测肿瘤情况。

2. 远期影像学评价内容　主要通过增强 MRI、CT 和超声检查，了解肿瘤的体积变化及活性情况。随着时间的延长，肿瘤病灶会逐渐缩小直至消失，也可能会长时间体积无变化但无活性。肿瘤吸收、消失所需时间个体差异大，与肿瘤体积密切相关。彩色多普勒超声是一种便捷、廉价的检查方法，可以作为增强MRI复查之前的补充检查，也可以观察肿瘤的大小、边界及肿瘤内部的血供，从而对病灶情况进行初步评估。

 原发性肝癌超声消融术（海扶刀）后手术护士与病房护士交接的内容有哪些?

主要交接患者术中病情变化、生命体征是否平稳、术中用药、各类管路情况、皮肤及各种引流液等。

 原发性肝癌超声消融术（海扶刀）后会出现哪些并发症?

1. 体温异常：是肿瘤坏死组织被机体吸收及超声消融术（海扶刀）治疗急性热创伤反应所致。

2. 皮肤受损：对皮肤红肿者给予冰袋24 ~ 48h间断冷敷。

3. 肿瘤病灶破裂：肿瘤组织血管脆性增加，超声消融术（海扶刀）治疗后可能出现病灶内的血管破裂出血。

4. 肢体功能障碍。

5. 黄疸和胆漏、胃肠道穿孔、胸腔积液等：因肝脏血供丰富，组织结构和毗邻关系复杂。超声消融术（海扶刀）的高能量聚焦超声波在破坏肿瘤病灶时可能影响邻近组织器官的组织结构和功能。

 全身麻醉后常规护理有哪些?

1. 术后去枕平卧6 ~ 8 h：是为了更好地保持呼吸道通畅，防止舌后坠引起呼吸道梗阻，避免呕吐物误吸导致患者窒息。遵医嘱给予心电监护、吸氧，禁食、禁水。

2. 注意观察患者意识及生命体征变化，并做好记录。

3. 保持各引流管固定、通畅并记录尿量。

4. 注意观察有无腹痛、胃液性状、大便有无异常。

5. 并发症的观察及护理。

6. 待胃肠道功能恢复，肛门开始排气，听诊有肠鸣音后可从流食逐渐恢复至正常饮食。

原发性肝癌超声消融术（海扶刀）后出现治疗区疼痛如何处理？

超声消融术（海扶刀）后大多数患者术区和治疗区都会有轻微的疼痛，一般都可以耐受，不需要处理。如果患者疼痛不能难受时，可遵医嘱应用镇静、镇痛药物。

 患者术后为什么会出现烦躁不安？

患者出现烦躁不安是使用麻醉药物引起的，一般情况下无须特殊处理，必要时对患者实施保护性约束。

 术后出现发热如何处理？

1. 在患者能耐受的情况下，一般采取物理降温的方法，如温水、乙醇擦浴，多饮水等。
2. 如体温持续不降而不能耐受者，可遵医嘱应用解热药。

 术后何时复查？

一般于超声消融术（海扶刀）治疗后 1 个月左右进行增强 MRI 检查。

 超声消融术（海扶刀）治疗转移性肝癌的优势有哪些？

1. 对于孤立的、数目较少的病灶可以实现肿瘤的超范围消融，达到外科根治切除的效果。而超声消融术（海扶刀）治疗具有无创、不出血、损伤小、术后恢复快、整体费用低等优点。
2. 超声消融术（海扶刀）治疗不穿刺、不开刀，避免了由于创伤引起肿瘤经血液播散的危险。
3. 对于数目较多、体积较大而不能完全消融的肿瘤病灶，超声消融术（海扶刀）治疗可以进行部分肿瘤的消融，从而大大减轻肿瘤负荷，配合其他治疗手段，能够延长患者生存期、改善症状。

哪些肝转移癌患者适合、不适合做超声消融术（海扶刀）？

1. 适合超声消融术（海扶刀）

（1）原发性肿瘤已经手术切除，出现肝脏孤立的转移灶，超声消融术（海扶刀）可以对肿瘤病灶进行超范围的热消融。

（2）原发性肿瘤已经手术切除或已局部放疗灭活，发现肝脏及其他部位的转移，转移灶为非弥漫性的。

（3）原发性肿瘤发现时就已晚期，出现肝脏及其他部位的转移，肝脏病灶较大但孤立或病灶数小于3个。

（4）晚期肿瘤多发性肝转移的患者。

2. 不适合超声消融术（海扶刀）　患者一般情况较差，已有恶病质，远处转移，合并其他严重疾病（严重心肺功能不全）及病灶局部有感染者，估计生存期不超过3个月者。

 何为肿瘤5年生存率？

恶性肿瘤治疗效果的统计方法，一般以治疗后5年作为一个判断标准。例如，某一种癌症，术后100例中只有50例存活5年以上，因此这组患者的5年生存率为50%。

 超声消融术（海扶刀）前进行影像学检查的目的是什么？

影像学检查不仅有助于原发性肝癌的诊断，还有利于了解肿瘤的位置、大小、数目、边界是否清楚，了解肿瘤的血供情况、与周围组织器官（胃、胆囊、肾、膈肌、肠道等）的毗邻关系、超声场内的腹主动脉有无钙化等，有助于制订具体的治疗计划，评价术后的治疗效果。

 超声消融术（海扶刀）治疗门静脉癌栓效果如何？

门静脉分支的癌栓，比如左支或者右支的癌栓超声消融术（海扶刀）后血管再通的比例比较高，一般能够超过60%；而对于门静脉主干内的癌栓往往由于形成时间较久，与门静脉管壁粘连程度较重，因此超声消融术（海扶刀）后尽管癌栓内的肿瘤细胞被杀死，但血管再通的比例会比较小，一般不超过40%。

原发性肝癌超声消融术（海扶刀）前需要哪些常规准备?

1. 复查一般情况：如血常规、出凝血功能、肝肾功能、血糖及胸部 X 线片与心电图。

2. 术前一晚 22：00 后禁食，治疗前 4 ~ 6 h 禁止饮水。

3. 备皮：超声消融术（海扶刀）治疗前 1d 护士会将治疗区域的体毛剃净。

4. 脱气脱脂：超声消融术（海扶刀）治疗前，要对治疗区域的皮肤进行脱气脱脂处理，防止在超声声压作用下产生小气泡，形成超声反射界面，损伤皮肤。

 原发性肝癌超声消融术（海扶刀）后为何要保肝治疗?

虽然超声消融术（海扶刀）不会造成正常肝组织的大量损伤，但会对肝功能造成一定程度的影响，因此治疗后需常规进行保肝治疗。

 肝转移患者做超声消融术（海扶刀）有什么意义?

既往认为肿瘤一旦转移到肝就意味着进入晚期，不再适合手术等局部治疗。但是最新的临床研究证明，对于结肠癌或直肠癌，即使出现了肝转移，通过系统治疗并配合手术切除仍有可能获得长期生存及治愈。这样的患者包括：肝转移病灶只有一个（直径 ≤ 5cm），或者转移灶小于 3 个，每个直径不超过 3cm。因此肝转移患者做局部超声消融术（海扶刀）是有意义的。

第三节　超声消融术（海扶刀）治疗胰腺癌

 胰腺癌有哪些临床表现?

胰腺癌是指发生于胰头、胰体、胰尾等胰腺外分泌系统中的恶性肿瘤，在胰腺恶性肿瘤中还有胰腺肉瘤。胰腺癌是较为常见的恶性肿瘤，多见于男性。

1. 上腹部不适及隐痛为胰腺癌最常见的首发症状。

2. 黄疸。

3. 消化道症状。

4. 消瘦、乏力。

5. 腹部包块。

6. 症状性糖尿病。

7. 血栓性静脉炎。

8. 精神症状。

9. 腹水。

10. 其他如发热、关节痛等。

 胰腺癌的预后如何?

由于胰腺的特殊解剖部位致使胰腺癌早期症状隐匿，缺乏特异性，诊断十分困难。又由于胰腺癌本身的生物学特点，其恶性程度高、进展快、转移早，目前缺乏有效的系统治疗手段使胰腺癌预后较差，是公认的癌中之王。胰腺癌的临床表现在其病程中常出现较晚，故早期诊断困难，总体死亡率高。患者确诊时往往已是晚期，如不治疗平均生存期为诊断后 2 ~ 3 个月，1 年生存率约占 8%，5 年生存率为 3%。

 超声消融术（海扶刀）治疗胰腺癌的优点有哪些?

1. 早期胰腺癌：超声消融术（海扶刀）可以对病灶进行超范围的"热消融"，达到外科完整切除的效果，并且损伤小、恢复快，同时又避免了因手术引起肿瘤医源性播散的危险。

2. 目前对中、晚期胰腺癌缺乏有效的治疗手段，而胰腺肿瘤对温度比较敏感，超声消融术（海扶刀）治疗能够有效地杀灭肿瘤组织，减轻肿瘤负荷。

3. 能够有效地减轻患者腰背部疼痛，提高患者生存质量。

 胰腺癌超声消融术（海扶刀）的适应证、禁忌证有哪些?

1. 适应证

（1）不愿手术切除者。

（2）手术不能切除者。

（3）患者一般情况尚可，预计生存期大于 3 个月者。

（4）超声消融术（海扶刀）机载超声能清楚显示病灶者。

（5）治疗超声能够安全到达肿瘤病灶者。

2. 禁忌证

（1）行胆肠吻合内引流术者：上腹腔结构改变，超声对病灶显示不清楚。

（2）胰腺手术后：手术野在超声消融术（海扶刀）治疗的声通道上有金属异物或其他医用置入物，在治疗过程中会吸收能量，损伤周围脏器。

（3）梗阻性黄疸患者：如在行胆道内支撑管引流或胆囊造口外引流的情况下，则可行超声消融术（海扶刀）治疗。

（4）影像学检查提示肠系膜上血管被肿瘤包裹、压迫或侵犯，伴肠系膜上静脉远端明显扩张者。

（5）CT 检查提示声通道上的大血管有钙化灶，超声消融术（海扶刀）治疗过程中钙化灶吸收能量较多，有可能导致血管破裂出血。

 为什么超声消融术（海扶刀）能够有效地减轻疼痛？

肿瘤组织侵犯腹腔神经丛导致胰腺癌患者腰背部剧烈疼痛，而超声消融术（海扶刀）可以较容易地破坏胰腺后方的腹腔神经丛分支，从而控制顽固性疼痛。临床研究表明，70% 的患者经超声消融术（海扶刀）治疗后，疼痛明显减轻，减少了镇痛药物用量，甚至可不用镇痛药物。

 胰腺癌超声消融术（海扶刀）前有哪些准备？

1. 治疗前进行严格的肠道准备：

（1）治疗前 3d 连续进食无渣、不产气、易消化饮食。

（2）治疗前 1d 晚上开始禁食、禁水，口服复方聚乙二醇电解质散Ⅳ。

（3）口服肠道不易吸收的抗生素 3d。

2. 备皮：治疗前 1d 要剃除治疗区域的体毛。

3. 对治疗区的皮肤进行脱脂脱气。

4. 放置胃管，必要时遵医嘱留置尿管。

5. 留置静脉留置针。

6. 治疗前定位。

麻醉方式如何选择?

一般选择全身麻醉,随着临床经验及技术的成熟,全身麻醉手术可以提高患者对疼痛及术中不适症状的耐受性,能确保手术的顺利进行。

 术中的护理要点有哪些?

1. 治疗时配合麻醉师密切监测心率、血压等生命体征的变化。

2. 治疗过程中应密切观察治疗区域的皮肤情况,如出现皮下严重水肿或者烫伤等应及时报告医生,调节治疗强度及治疗层面,并提高脱气水位、降低水温,同时局部用冰袋冷敷。

3. 治疗中遵医嘱行持续的胃内注水(灌注冰盐水或脱气水)。注意观察注水的速度、患者口腔内有无分泌物及注入胃内的液体有无流出。

4. 治疗过程中及时监测患者体温变化。

5. 治疗过程中遵医嘱定时监测患者血糖值的变化。

6. 保证治疗过程中各引流管固定牢固、引流通畅,及时倾倒引流液。注意观察引流液的颜色、性状及量,并做好术中记录。

7. 治疗过程中注意加被保暖,避免患者着凉。

 治疗后为什么要禁食?

因为胰腺与胃肠道关系密切,在治疗中可能会损伤胃肠道黏膜,因此治疗后常规禁食、留置胃管 48 ~ 72h 后,待胃肠功能逐渐恢复,无腹痛症状,肛门开始排气、排便后,大便隐血试验阴性时,从流食逐渐恢复到正常饮食。即使是治疗中造成胃肠道黏膜的轻微损伤也可自行恢复。

 超声消融术(海扶刀)后的常规护理有哪些?

1. 去枕平卧 6h,给予心电监护,观察患者意识及生命体征变化等情况。

2. 保持呼吸道通畅,给予氧气吸入。

3. 观察治疗区皮肤有无红肿、水疱、破损等情况,局部给予间歇性冰敷。

4. 观察患者治疗区疼痛情况有无改变。

5. 观察患者有无恶心、呕吐等情况。

6. 观察患者有无发热、黄疸。

7. 保持各引流管固定通畅，观察各种引流液的颜色、性状和量的变化，并记录 24h 引流量等。

8. 遵医嘱监测血糖和血、尿淀粉酶的变化。

 超声消融术（海扶刀）后复查的时间及内容是什么?

一般于超声消融术（海扶刀）治疗后 2 ~ 4 周复查肿瘤标志物 CA19-9 水平，治疗后 1 个月进行 MRI 检查，或增强 CT 检查。

相当一部分的胰腺癌患者 CA19-9 具有很高的特异性，其高低能够在一定程度上反映患者体内的肿瘤负荷。超声消融术（海扶刀）后复查 CA19-9 与超声消融术前对比能够间接对超声消融术（海扶刀）的治疗效果进行评价。此后，还可以定期检测 CA19-9，动态监测肿瘤的变化情况。

 超声消融术（海扶刀）后如何进行疗效评价?

1. 影像学检查：可选用增强 CT 或增强磁共振（MRI）检查。

2. 肿瘤标志物：检测 CA19-9 水平。

3. 患者生存质量评价。由于胰腺癌晚期容易侵犯腹腔神经丛，致使患者腰背部疼痛剧烈，而超声消融术（海扶刀）可以毁损受侵的神经丛，镇痛效果好，大大提高患者的生存质量。对比超声消融术（海扶刀）治疗前后患者腰背部疼痛及腹痛改善的情况可评价超声消融术（海扶刀）治疗的效果。

 超声消融术（海扶刀）后进行化疗有什么必要性?

胰腺癌治疗时大都出现远处转移，超声消融术（海扶刀）作为一种局部的治疗手段，由于各种原因的限制，不可能将所有肿瘤组织杀灭。而化疗作为一种全身治疗手段，可以在一定程度上对残留灶、转移灶进行杀灭，提高整体的治疗效果。

胰腺癌患者超声消融术（海扶刀）后有哪些注意事项？

1. 注意休息，避免剧烈活动。

2. 饮食宜清淡易消化，低脂肪饮食，少吃多餐，忌暴饮暴食、饮食过敏，蛋白质、糖也要适当控制。忌油腻食物及高动物脂肪食物，戒烟、酒，避免辛辣刺激性、霉变、油煎炒炸、烟熏、腌制食物，忌坚硬和黏滞不易消化食物。

3. 平时注意血糖的变化。

4. 如果出现黄疸加剧、腹胀、腹痛加剧、发热、黑便、黏膜出血等现象时应及时就医。

第四节　超声消融术（海扶刀）治疗子宫肌瘤

 子宫肌瘤有哪些临床表现？

1. 典型症状　月经过多与继发贫血，下腹部包块、压迫症状、疼痛、白带增多等症状。也有一些患者可无自觉症状。肿瘤的症状一般与肌瘤部位、生长速度及肌瘤变性关系密切。

2. 压迫症状　位于宫体下部及宫颈的肌瘤，如嵌顿于盆腔内可压迫盆腔组织及神经，引起下腹坠痛及腰背部酸痛。肌瘤向前或向后生长可压迫膀胱、尿道或直肠，引起尿频、排尿困难、尿潴留或便秘。当肌瘤向两侧生长则形成阔韧带肌瘤，其压迫输尿管时可引起输尿管或肾盂积水；如压迫盆腔血管及淋巴管可引起下肢水肿。

 子宫肌瘤行 MRI 检查前的准备有哪些？

1. 去除随身的金属物体，宫内节育器可产生伪影。

2. 膀胱适度充盈，使膀胱与其他结构形成良好对比，而且可使肠襻向上推移，有利于子宫病变的显示。但膀胱充盈不能过度，MRI 检查时间较长，膀胱较长时间的过度充盈会使患者不适而造成移动，影响图像质量。

3. 检查前禁食 4 ~ 6h，可减少肠蠕动的影响。

4. 检查通常取仰卧位，提高患者的舒适度，减少移动伪影。

5. 怀疑宫颈病变时需要做阴道纱布填塞，增加宫颈与上段阴道间的对比。

子宫腺肌病及子宫腺肌瘤有哪些临床症状？

经量增多，经期延长、逐渐加剧的进行性痛经（痛经常在月经来潮前一周开始，至月经结束）。约 30% 患者无任何临床症状。

 超声消融术（海扶刀）治疗子宫肌瘤的优点有哪些？

1. 不用开刀、穿刺，不出血，痛苦小。
2. 保留子宫，不影响内分泌功能，保留子宫原有的各种功能。
3. 对正常组织、脏器损伤小。
4. 术后恢复快。
5. 不需要麻醉。
6. 多发肌瘤及再发肌瘤可多次重复治疗。

 子宫肌瘤超声消融术（海扶刀）的适应证、禁忌证有哪些？

1. 适应证

（1）通过病史、症状、体征、超声、磁共振等临床依据已经被确诊为子宫肌瘤的患者。

（2）机载超声能显示和有适合声通道的子宫肌瘤，包括肌壁间子宫肌瘤、浆膜下子宫肌瘤和黏膜下子宫肌瘤。

（3）浆膜下和黏膜下子宫肌瘤不带蒂者。

2. 禁忌证

（1）下腹部曾予以大剂量放疗，皮肤条件差者。

（2）妇科检查及影像学检查怀疑有盆腔内组织、器官粘连者。

（3）宫颈子宫肌瘤。

（4）俯卧位时，子宫肌瘤或增大的子宫仍压迫直肠者。

（5）月经期、哺乳期、妊娠期。

（6）其他妇科疾病。

（7）治疗前 3 个月内子宫肌瘤曾被接受其他局部治疗，如经皮穿刺射频、微波或冷冻等治疗及经皮穿刺动脉插管栓塞治疗等。

（8）超声消融术（海扶刀）设备上的机载超声不能显示的子宫肌瘤。

（9）经过各种辅助方法处理仍没有足够声通道的子宫肌瘤。

（10）患有严重疾病（如心脏病、不能控制的糖尿病、脑血管疾病等）或一般状态较差，无法耐受治疗的。

 子宫肌瘤超声消融术（海扶刀）的最佳时间是什么？

1. 无盆腔、子宫内膜炎症或炎症治疗已被控制。
2. 如果患者有宫内节育器，需先取出节育器，且节育器已取出一个月经周期后。
3. 月经后 3 ~ 15 d。

 治疗子宫病灶为什么不需要麻醉？

只需静脉给予镇痛药和镇静药，使治疗在镇痛、镇静状态下经 JC 型聚焦超声治疗系统按照治疗计划单次完成治疗。在治疗过程中控制镇痛、镇静药物剂量，使患者始终保持能与医生进行沟通的状态，减少与麻醉相关并发症及邻近脏器损伤风险。

 治疗前需要做哪些检查？

1. 一般情况：包括身高、体重、主诉、症状、生命体征。
2. 常规直肠指检，了解直肠情况。
3. 常规妇科检查。
4. 常规检查：三大常规，大便隐血试验，阴道分泌物常规检查，宫颈 TCT 检查，肝、肾功能，凝血功能，心电图等。
5. 特殊检查：动态增强磁共振和彩色多普勒超声。
6. 控制内科疾病和妇科疾病，使患者符合超声消融术（海扶刀）治疗要求。

 治疗子宫病灶术前肠道准备有哪些注意事项？

肠道准备包括饮食准备、导泻和灌肠。重点应该放在饮食准备和导泻上，灌肠次数的增加会给患者带来痛苦。

1. **饮食准备** 进食无渣、易消化的软食，如米汤、稀粥、藕粉、小米粥、蛋汤、蛋白粉兑水、奶酪、各种炖汤等，或者每天少量分次口服全胃肠营养液。

2. 润肠导泻　导泻于消融治疗前 1 天下午 4：00 ～ 6：00 进行，可用复方聚乙二醇电解质散冲水 1000 ～ 1500 ml 口服，或者 50% 硫酸镁 50 ～ 80 ml 口服。导泻时应大量饮水，注意补充水、电解质和热量，必要时可给予口服补盐液（ORS液）或者静脉补液；严禁使用甘露醇导泻。

3. 灌肠　术晨常规清洁灌肠，清洁灌肠的标准是灌肠后的排泄液无粪渣，通常是黄色清亮的排泄液，这是超声消融治疗前必须达到的标准。患者饮食与导泻准备充分者，通常仅需 1 ～ 2 次灌肠就可以达到清洁灌肠的标准，但饮食与导泻准备不充分者需多次灌肠，多次灌肠易造成直肠过度刺激增加患者的痛苦，且明显增加消融治疗中患者的反应，影响治疗剂量的强度和治疗效果。因此饮食导泻准备不充分者，不能依靠灌肠达到清洁肠道的目的，必要时可重新选择治疗日期。需要注意的是，患者经过严格的饮食控制和导泻以及反复灌肠后，水电解质丢失严重和能量不足，需要补足水电解质以防血容量不足、水电解质紊乱和低血糖，应密切观察患者是否有脱水、低钾、低钠等症状，并积极对症治疗。

 术前如何准备治疗区皮肤?

1. 备皮　范围与下腹部手术一致，原则上超过治疗区域 10 ～ 15 cm，大多上至脐水平，下至耻骨联合及会阴部，两侧至腋前线。部分大肌瘤或大于子宫的备皮范围会超过肚脐水平，此时，特别需要细致处理肚脐污垢。备皮要求不遗留毛发，且不能刮破皮肤。

2. 脱脂、脱气　皮肤表面有大量油脂和黏附的微小气泡，在毛孔、皮肤皱褶内也有微小气泡，这些都需要清理干净，确保皮肤与介质水的充分耦合。脱脂的方法是用 75% 乙醇擦拭脱脂 2 遍；脱气的方法是用负压吸引器吸引覆盖有脱气水的皮肤，做到无遗漏。脱脂脱气的范围基本与备皮范围一致。如果初次脱脂脱气后到治疗之间的间隔时间超过 2 h，在上治疗床前应再次脱脂脱气，或脱脂脱气后用手术薄膜覆盖治疗区皮肤，避免气体进入皮肤。若声通道需要经过肚脐，在覆盖外科手术薄膜前应该将肚脐孔内灌满脱气水。

 治疗子宫病灶如何准备设备?

治疗开始前需要检查设备的运行状态是否正常，包括运动系统、功率源、操作软件系统、水处理系统及治疗头的功率输出，确保设备功能正常。准备内容主要有：

1. 功率源工作正常、超声输出的能量强度和形成的焦域形态达到标准。
2. 术前制备标准的耦合水。
3. 调整监控超声参数使图像显示呈最佳状态。

 子宫病灶超声消融术（海扶刀）为什么要静脉滴注缩宫素？

缩宫素能明显降低超声消融术（海扶刀）治疗所需的能量，从而缩短治疗时间，提高治疗效果。

 治疗子宫病灶如何避免损伤邻近正常组织脏器？

子宫肌瘤的超声消融术（海扶刀）治疗全程均有超声实时监控，定位准确，对周围正常子宫组织损伤小。术前给予充分肠道准备、腹部备皮、导尿并留置导尿管，通过术中膀胱内注水、水囊加压挤开肠道等处理，尽量减少肠道、皮肤、膀胱等脏器的损伤。

 治疗子宫病灶术后冰盐水膀胱灌注的目的是什么？

1. 有利于观察尿液的颜色变化，了解有无膀胱损伤。
2. 降低局部治疗部位的温度，避免病灶周围组织、脏器的损伤。

 治疗子宫病灶术前为什么要进行体位训练？

超声消融术（海扶刀）治疗是在超声引导下进行的，治疗的精确性很高，要求患者不能随意活动身体，有的患者治疗时间比较长，长时间处于一种体位（俯卧位）时不能耐受，所以为了在治疗过程中患者能更好地配合治疗，使治疗达到预期的效果，术前要进行体位训练。

 使用镇静、镇痛药物有何注意事项？

1. 严密监测患者的意识状态、肺通气功能、血氧状态和血流动力学，严格控制镇静程度，保障患者的自主通气能力。
2. 掌握镇静镇痛药的不良反应，术中及时准确地识别呼吸抑制。

（1）呼吸过缓：呼吸次数减少，小于 12 次 / 分。

（2）呼吸暂停：超过 15s 没有自主呼吸。

（3）低氧血症：血氧饱和度小于 90%。

 子宫病灶超声消融术（海扶刀）的护理要点有哪些?

1. 治疗前

（1）术前宣教、评估。

（2）术区皮肤的准备。

（3）肠道准备。

（4）留置针穿刺。

（5）体位训练及练习床上憋尿。

（6）一次性中单或浴巾 1 条、干毛巾 2 条、冷热敷袋 2 个，一次性床罩 1 个、500ml 矿泉水 4 瓶。

（7）膀胱训练：为了使膀胱充盈，形成一个更好的手术声通道。

2. 治疗中

（1）治疗中护士始终陪伴在患者身边，做好心理护理，告诫患者在治疗过程中要绝对制动，以防损伤其他器官。在治疗的间歇期调整体位，让患者得到休息，以利于治疗。

（2）治疗区须浸在治疗床的水囊内对准组合探头，一般取俯卧位。体位摆放以利于治疗、患者舒适为原则，同时防止血管、神经、皮肤受压，可以用沙袋、吊带配合固定。

（3）术中观察有无骶丛神经的损伤，治疗过程中护士应将手置于患者的小腿后侧肌群，感觉患者的双下肢有无抽搐现象，如发现及时报告医生，做好紧急处理。

（4）密切观察尿液的改变：包括尿液的颜色及温度，如颜色、温度有改变应及时通知医生采取相应措施，可进行膀胱灌注以降低治疗局部温度或暂停治疗查找原因。

3. 治疗后

（1）密切观察患者生命体征变化，定时测体温、脉搏、呼吸、血压等。

（2）观察骶丛神经是否出现损伤，注意观察患者双下肢有无感觉异常、脚趾活动是否自如，以早期发现有无神经损伤的情况。

（3）治疗区皮肤护理：保持皮肤完整性，防止皮肤擦伤、破损，宜着柔软宽大的衣裤，沐浴时勿用力揉搓治疗区皮肤。治疗后皮肤红肿应给予间歇性冷敷，以降低皮肤及皮下组织的温度，同时减少炎性介质的释放，减轻组织水肿。因组织降温所需时间较长，若持续冷敷可能造成组织冻伤，给予冰袋冷敷 15 min，间歇 20 min，再给予冷敷，如此循环 24 h。

（4）注意观察阴道有无血性分泌物。

（5）观察患者有无腹胀、腹痛情况。

（6）观察患者是否有排气、排便。

 子宫病灶超声消融术（海扶刀）后的不适症状有哪些?

1. 腹部不适　与治疗前肠道准备、药物导泻和术后长时间保持一定的体位有关，腹部不适多在术后 1 ~ 2 d 减轻。

2. 肌肉酸痛　由于治疗中长时间保持一定体位，可能会有不同程度的肌肉酸痛，休息后可好转。

3. 下腹部、臀部、腰部轻微胀痛　与治疗中所取体位有关，多在术后几天好转。

4. 阴道少量分泌物　肌瘤靠近内膜时由于肌瘤的刺激可能会发生，个别会有浅色血性分泌物，保持外阴清洁，多在月经后好转。

5. 头晕、恶心、视物不清　是治疗过程中应用镇静镇痛药物引起的，休息后好转。

6. 排尿困难或疼痛　由治疗中留置尿管引起，治疗当天会有尿道口刺痛的症状。

7. 月经变化　治疗后前几次月经会有变化可能与术中对子宫内膜直接刺激，术后激素水平变化有关。

 子宫病灶超声消融术（海扶刀）后会复发吗?

目前子宫肌瘤的治疗方法都只是处理子宫肌瘤，子宫肌瘤的病因还在，因此任何保护子宫的治疗方法都存在子宫肌瘤复发的可能。

 治疗子宫病灶后何时可以怀孕?

建议术后 1 年再怀孕，且分娩时建议剖宫产。

为避免治疗后肌瘤感染等并发症的出现，一般情况下术后经过 1 个月经周期后可以进行正常的性生活。

子宫病灶超声消融术（海扶刀）后常规护理有哪些？

1. 遵医嘱禁食、禁水。
2. 按要求为患者选择休息时的体位。
3. 观察治疗区皮肤有无破损及皮肤温度情况，局部给予冰袋间歇性冷敷。
4. 保持尿管引流通畅，避免扭曲、打折或脱出。
5. 术后遵医嘱给予冰盐水膀胱灌注。
6. 及时观察患者有无不适等症状，如术区疼痛、有无阴道血性分泌物、恶心、呕吐、头晕、眼花、心慌等。

 子宫肌瘤超声消融术（海扶刀）疗效如何评价？

超声消融术（海扶刀）后常规超声检查可见子宫肌瘤由原有的低回声变为高回声，术后行超声造影检查可以明确肌瘤治疗效果。治疗有效的肌瘤超声造影表现为肌瘤边界清楚，内部血供完全消失。

术后1个月、3个月、6个月及1年可根据超声及增强磁共振检查进一步评估疗效及明确缩小程度。

 子宫肌瘤术后出院的注意事项有哪些？

1. 按要求定时复查。
2. 注意休息，适当运动，不要过度劳累。
3. 注意观察术后第一次月经有何异常。
4. 注意观察临床症状有无改善。
5. 注意局部清洁。
6. 超声消融术（海扶刀）治疗后第一次月经前禁止性生活。
7. 身体有任何不适一定要及时就诊。

 子宫肌瘤超声消融术（海扶刀）后出现阴道血性分泌物怎么办？

术后出现阴道血性分泌物是由子宫内黏膜损伤所致，属于正常现象，嘱患者不必过度紧张。一般症状可自行消失，如果出血较多、持续时间较长时，请患者及时就医进行处理。

 子宫肌瘤超声消融术（海扶刀）必须住院吗？

不一定。因超声消融术（海扶刀）治疗具有不开刀、不出血、损伤小、恢复快等特点，子宫肌瘤患者术后可以正常活动，治疗也可在门诊进行，但为安全起见，术后至少需要观察 2h。

 戴节育环可以做超声消融术（海扶刀）吗？

不可以。如果患者有宫内节育器，需先取出节育器。如果节育器已取出，一个月经周期后是超声消融术（海扶刀）治疗子宫肌瘤的最佳时机。

 未生育的女性行子宫肌瘤超声消融术（海扶刀）有影响吗？

未生育的女性行超声消融术（海扶刀）不影响内分泌功能，而且还可以保留子宫的原有功能。

 子宫肌瘤超声消融术（海扶刀）前为什么要妇科检查？

1. 常规妇科检查了解子宫的位置。
2. 控制妇科疾病，使患者符合超声消融术（海扶刀）治疗的要求。
3. 如有妇科炎症，术前冲洗或口服抗生素，缓解妇科炎症及预防术后感染。

 超声消融术（海扶刀）后坏死肌瘤对人体有危害吗？

坏死肌瘤对人体没有危害。灭活的子宫肌瘤就像被煮熟的鸡蛋，已经失去血供，不再继续生长，并逐渐被周围正常组织吸收缩小。

第五节　超声消融术（海扶刀）治疗恶性骨肿瘤

 恶性骨肿瘤有哪些症状？

1. 疼痛与压痛：是生长迅速的肿瘤最显著的症状。
2. 局部肿块和肿胀：肿胀常与疼痛同时出现，有时首先表现为肿块。
3. 功能障碍：邻近关节的肿瘤由于疼痛和肿胀而导致关节功能障碍。
4. 畸形：由于肿瘤的生长使骨质膨胀变形，坚固性受到破坏。当继续负重时就逐渐发生弯曲变形，如髋内翻、膝内外翻等。
5. 压迫神经：邻近神经的肿瘤因生长压迫神经。
6. 病理性骨折。

 骨肉瘤的临床表现是什么？

最早出现的症状是疼痛，多为隐痛、持续性，活动后加重，夜间较白天明显；病变部位可出现肿胀、肿块，肿块增大时可累及关节，出现关节积液及功能障碍、骨破坏和肿瘤骨形成。

 肿瘤发生骨转移有哪些临床表现？

1. 骨痛　疼痛性质由间歇性逐渐发展呈持续性，且有夜间加重倾向，也有运动性加重。当导致神经损害及脊神经压迫时，可出现复杂的疼痛综合征及神经病理性疼痛。
2. 病理性骨折　是骨转移的严重并发症，一旦发生愈合将十分困难。
3. 脊髓压迫及脊神经压迫症　早期症状是局部椎骨疼痛或放射性疼痛，也有部分表现肌无力，感觉异常或腰背痛，查体可有局部压痛。而脊髓压迫的严重后果则是下肢瘫、四肢瘫，大小便功能丧失。
4. 活动障碍　由于骨转移局部疼痛或肿胀加剧等因素，使患者活动障碍，甚至长期卧床。
5. 高钙血症　是一种可能危及生命的严重并发症。主要表现：神经系统、肾、胃肠功能失调，严重者可导致脱水、氮质血症、精神呆滞、昏迷、心律失常或心脏停搏，从而发生猝死。

恶性骨肿瘤超声消融术（海扶刀）的优点有哪些?

1. 非侵入性"切除"肿瘤，减少肿瘤医源性播散和种植的机会。
2. 保持骨原有的形态和连续性，充分利用灭活肿瘤骨段进行重建。
3. 对残留病灶或局部复发者容易进行重复治疗。
4. 痛苦轻，易被患者接受。
5. 由于超声消融术（海扶刀）是非侵入性治疗，不必推迟化疗，保证化疗的剂量强度。
6. 可同时对原发病灶、跳跃病灶和（或）其他部位的病灶进行治疗。

 骨肿瘤超声消融术（海扶刀）的适应证、禁忌证有哪些?

1. 适应证
（1）肿瘤能被完整消融。
（2）要求保留肢体。
（3）重要神经、血管未被侵犯。
（4）所保留下的肢体功能比假肢好。
（5）术后局部复发与转移率不高于截肢。

2. 禁忌证
（1）严重溶骨性破坏的骨肿瘤。
（2）颅骨、髋关节、脊柱和手骨部位的骨肿瘤。
（3）广泛累及皮下组织、皮肤破溃者。
（4）皮肤有大量瘢痕和有严重放射性损伤者。
（5）病理性骨折未愈合者。
（6）邻近关节被动活动严重受限伴畸形。

 超声消融术（海扶刀）治疗恶性骨肿瘤何时最佳?

1. 化疗后肿瘤体积缩小、周围水肿消退、肿瘤内血流明显减少、肿瘤组织钙化、边界清楚和碱性磷酸酶下降到正常或明显下降后。
2. 化疗后白细胞下降以前或白细胞恢复正常后。
3. 手术和放疗后患者，要求伤口愈合、瘢痕和（或）皮肤皮下软组织软化后才能进行超声消融术（海扶刀）治疗。

超声消融术（海扶刀）治疗骨肿瘤常用哪种麻醉方法?

以持续硬膜外麻醉和臂丛神经麻醉为主，可通过麻醉药的选择和对药物浓度的控制，选择性地以麻醉感觉神经为主，尽量保持运动神经的功能，便于超声消融术（海扶刀）治疗过程中观察运动神经功能来反映神经功能状况，提示是否受到超声消融术（海扶刀）治疗的影响。

肱骨近端肿瘤及不配合的儿童通常选用全身麻醉。

 为什么治疗恶性骨肿瘤前要化疗?

1. 有利于杀灭微小转移灶，因其对化疗的敏感性高于相对较大的病灶。
2. 最大限度地杀灭肿瘤原发灶，缩小后有利于保肢手术。
3. 根据原发灶的缓解情况及时选择后续化疗方案。即可以选择术后有效的治疗方案，在超声消融术（海扶刀）后进行辅助治疗。
4. 防止耐药细胞产生。
5. 降低肿瘤细胞活性，减少远处播散。

 手术及化疗时间如何安排?

主要分 3 个阶段进行。
第一阶段：术前化疗（新辅助化疗）。
第二阶段：超声消融术（海扶刀）治疗。
第三阶段：术后化疗（辅助化疗）。

 骨肿瘤超声消融术（海扶刀）的护理常规有哪些?

1. 术前
（1）进行相关知识宣教、心理护理。
（2）治疗区皮肤的清洁，备皮准备。
（3）胃肠道准备：由于患者治疗时需要做麻醉，术前 1d 晚饭后不要再进食、饮水，术晨禁食、禁水。
（4）协助、指导患者进行患肢功能位锻炼。
2. 术中
（1）治疗区皮肤的脱脂脱气。

（2）仪器的准备。

（3）按治疗要求摆放体位。

（4）水囊内治疗水的密封要严。

（5）治疗中密切配合麻醉师观察患者生命体征的变化。

（6）观察患肢在治疗中的运动、局部皮肤温度、皮肤有无肿胀，避免神经损伤。

3. 术后

（1）遵医嘱给予心电监护、吸氧。

（2）术侧肢体制动，移动患者时尽量避免摩擦治疗区皮肤。

（3）观察治疗区皮肤有无破损并给予冰袋间歇性冷敷。

（4）观察患肢皮肤颜色、感觉、足背动脉搏动和肢体功能情况。

 骨肿瘤术后如何保护骨关节、肢体？

1. 保护骨关节韧带、防止病理性骨折，用外固定装置固定（主要为石膏托板保护），患肢避免承重，根据肿瘤情况及患肢关节韧带情况遵医嘱进行适当的功能锻炼。

2. 肢体的保护：一般超声消融术（海扶刀）术后患肢绝对制动6个月，制动期间护士指导患者家属可适当按摩患肢肌肉，以防患肢肌肉萎缩。并根据患肢情况，如有无骨折、关节及韧带损伤适当进行被动运动，运动量不宜过多，应循序渐进。

 术后如何保护治疗区皮肤？

1. 术后治疗部位立即给予冰袋间歇性冷敷，冷敷时不要直接接触皮肤，用干毛巾包裹冰袋，防止局部冻伤。

2. 挪动患肢时动作要轻柔，避免擦伤。

3. 患肢未进行外固定时要用体位垫保护，防止压疮发生。

4. 进行外固定时肢体与石膏托之间要用棉垫进行保护，同时每日定时解开石膏托观察肢体皮肤受压情况。

 骨肿瘤超声消融术（海扶刀）后如何评价？

1. 近期疗效评价　一般在超声消融术（海扶刀）后4周内进行，包括影像学检查评价和实验室检查（血清碱性磷酸酶水平）评价。

2. 远期疗效评价　包括影像学检查（胸部 CT、B 超、骨扫描、增强 MRI 等）和实验室检查（血清碱性磷酸酶水平）评价。

 恶性骨肿瘤超声消融术（海扶刀）后有哪些注意事项？

1. 观察患者术侧肢体肿胀情况：超声消融术（海扶刀）后常有局部水肿，当水肿达到一定程度后治疗区远端肢体的静脉回流受影响，出现肢体远端水肿。水肿严重时可使附近的神经受压而出现神经功能障碍。因此超声消融术（海扶刀）后常规观察肢体肿胀情况、皮肤温度和肢体远端运动情况。

2. 保护术侧肢体：超声消融术（海扶刀）后患肢应制动，所以在挪动患肢时要小心，做到轻抬轻放，避免磕碰；同时患肢要用保护垫，防止压疮产生。

3. 患肢疼痛的处理：由于超声消融术（海扶刀）能量很高，局部治疗后会引起肢体疼痛，疼痛时应给予镇痛处理。

4. 治疗部位给予冰袋间歇性冷敷。

 术后需要复查哪些项目？

超声消融术（海扶刀）后 2 年内是肿瘤复发和转移的高危阶段，故每 1 ~ 3 个月进行一次全面检查。2 年后间隔时间可适当延长，每 3 ~ 6 个月进行一次全面检查，具体情况要根据肿瘤及治疗情况遵医嘱进行安排。

主要复查内容：胸部 X 线片、B 超、CT 和骨扫描、增强磁共振，查血清碱性磷酸酶等。

第六节　超声消融术（海扶刀）治疗乳腺癌

 乳腺癌的临床表现有哪些？

1. 乳房肿块：90% 以上的患者是无意中发现乳房内肿块而就诊的。
2. 皮肤改变：有"酒窝征""橘皮样变"溃疡和"卫星结节"等表现。
3. 乳头改变：乳头糜烂、乳头回缩。
4. 乳头溢液。

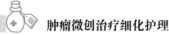

5. 乳房疼痛。

6. 区域淋巴结肿大，最常见的是同侧腋窝淋巴结肿大。

 乳腺癌超声消融术（海扶刀）的优势是什么？

超声消融术（海扶刀）作为局部治疗方法可以根据肿瘤外科原则，从体外完整地杀灭肿瘤细胞，其治疗靶区包括癌块和癌块周围 1 ~ 2 cm 乳腺组织。治疗后乳房肿块逐渐缩小，最后完全消失。此时乳房的外观、弹性等各项指标都不受影响。近期的临床研究表明，超声消融术（海扶刀）保乳手术有可能成为今后乳腺癌保乳治疗的主要方法之一。

 乳腺癌超声消融术（海扶刀）有哪些适应证、禁忌证？

1. 适应证

（1）有强烈保乳愿望的早期乳腺癌，肿瘤最大直径 ≤ 4 cm。

（2）周围型乳腺癌。

（3）单发性病灶。

（4）彩超检查提示肿瘤边界清楚。

（5）皮肤无侵犯。

2. 禁忌证

（1）妊娠期妇女。

（2）不同象限的 2 个或 2 个以上的病灶。

（3）不能确定原因的弥漫性或有恶性表现的微钙化病灶。

（4）乳房区有治疗性放射病史。

（5）皮肤已破溃或皮肤已被肿瘤侵犯。

（6）肿瘤 / 乳房比率大。

（7）结缔组织疾病（胶原血管疾病）病史。

（8）乳晕区深面的肿瘤。

（9）乳头溢液、溢血。

（10）超声检查显示肿瘤边界不清楚。

 乳腺癌治疗的原则是什么？

根据治疗目的采用不同的治疗原则。根治性治疗应遵循综合治疗和包块"热切除"的原则。即整个治疗方案包括术前新辅助化疗、超声消融术（海扶刀）、腋窝淋巴结清扫或放疗、辅助化疗、乳房放疗、内分泌治疗及分子靶向治疗。超声消融术（海扶刀）"热切除"包块的范围包括包块和周围一定的正常组织。

 为什么乳腺癌超声消融术（海扶刀）前要化疗？

1. 有助于了解肿瘤对化疗的敏感程度，为进一步化疗提供有价值的依据。
2. 有可能防止耐药细胞株的形成。
3. 降低肿瘤分期，使更多的患者有机会采用保留乳房的治疗。
4. 能防止新转移灶的形成和刺激免疫活性等。
5. 使肿瘤缩小，边界更清楚，减少肿瘤的血液供应，有利于超声消融术（海扶刀）治疗。

 超声消融术（海扶刀）的治疗时机如何选择？

1. 有效的术前化疗：肿瘤缩小，血液供应减少，边界更加清楚。
2. 肿块的大小：肿块的最大直径 ≥ 1 cm。
3. 化疗后白细胞已进入恢复期，白细胞数 ≥ $3 \times 10^9/L$。

 超声消融术（海扶刀）后乳腺肿块会马上消失吗？

不会。超声消融术（海扶刀）是利用聚焦超声焦点处的高能量烧死肿瘤组织，使肿瘤组织发生"凝固性坏死"，但是肿瘤的轮廓还在，机体会缓慢吸收，由大变小，直至完全吸收，需要一个比较长的过程，具体时间因肿瘤大小而异。

 多普勒评价乳腺癌超声消融术（海扶刀）疗效的内容有哪些？

可以根据治疗前后病灶内的血流信号变化来评价治疗效果，若治疗有效血流信号消失，一般在治疗后立即或 7 d 内检查。与超声消融术（海扶刀）治疗前比较，超声消融术（海扶刀）治疗后，若彩色多普勒超声显示肿瘤及其周围一定的正常组织（1 cm）内的血流信号完全消失，表明肿瘤已被完全热"切除"。若仅表现血流信号减少，可等待进一步增强磁共振检查结果。若超声消融术（海扶刀）治疗前超声检查病灶内无血流信号，只能依靠增强 CT 和增强磁共振检查。

 乳腺癌超声消融术（海扶刀）后还需哪些治疗？

肿瘤是一种全身性疾病，可能在早期就有骨髓的微小转移灶和其他的远处转移，而临床研究发现手术切除范围的大小对生存率并无影响，特别对于早期乳腺癌来说外科手术方式也由根治术逐渐向保乳术过渡，而患者生存率的提高得益于化疗、放疗、内分泌治疗、分子靶向治疗等治疗手段的综合应用。因此，超声消融术（海扶刀）作为一种局部治疗手段，术后应常规联合其他治疗手段，以提高治疗效果，延长患者生存时间。

 乳腺癌超声消融术（海扶刀）后还要腋窝淋巴结清扫吗？

治疗前，前哨淋巴结活检提示腋窝淋巴结转移或彩超检查发现腋窝有异常肿大淋巴结，则超声消融术（海扶刀）治疗后应立即进行腋窝淋巴结清扫，可以帮助明确肿瘤分期，判断预后及指导进一步治疗。若治疗前前哨淋巴结活检与彩超检查均未发现腋窝有异常淋巴结的早期乳腺癌患者，超声消融术（海扶刀）治疗后对腋窝淋巴结进行随访观察，如出现淋巴结肿大时再行腋窝淋巴结清扫，或在超声消融术（海扶刀）治疗后对淋巴引流区进行放疗。

 乳腺癌超声消融术（海扶刀）如何护理？

1. 治疗前

（1）术前宣教：了解患者心理需求，介绍治疗须知内容，告知患者需准备的物品和配合注意事项。

（2）术前评估：全面评估患者身体状况和术区皮肤情况。

（3）协助患者完成术前各项检查。

（4）为患者做好皮肤准备：备皮、脱气脱脂。

2. 治疗中

（1）密切观察患者生命体征的变化，保持气管插管通畅，防止脱管。

（2）采取有效措施保护患者受压部位皮肤并及时观察术区皮肤变化。

（3）根据医嘱进行静脉输液，注意观察尿量的变化。

（4）注意治疗水温的变化，防止治疗区皮肤损伤。

3. 治疗后

（1）去枕平卧 6～8h，给予心电监护，密切观察患者意识及生命体征的变化。

（2）保持呼吸道通畅，给予氧气吸入。

（3）注意观察治疗区局部肿胀情况和皮肤温度，局部给予冰袋间歇性冷敷。

（4）术后嘱患者穿宽松柔软的棉质衣服，行走活动时应将患侧乳房托起。

（5）注意保护治疗区皮肤，如果皮肤出现损伤应对症处理。

 乳腺纤维瘤的临床表现有哪些?

1. 肿块：大多在无意中发现乳房有肿块，呈圆形或椭圆形，边界清楚，表面光滑，具韧性，活动良好，与表皮和胸肌无粘连。

2. 疼痛：仅 14% 有轻度疼痛，呈阵发性或偶发性，或月经时激发。

3. 乳头有清亮溢液，但少见，约占 0.75%。

4. 腋窝淋巴结肿大。

 乳腺纤维瘤超声消融术（海扶刀）有何优势?

1. 超声消融术（海扶刀）是一种无创、适形消融体内实体肿瘤的新方法。

2. 超声消融术（海扶刀）对肿瘤周围组织创伤小，故从理论上讲超声消融术（海扶刀）对肿瘤周围乳腺组织、乳腺导管的损伤应小于手术切除肿瘤。

3. 超声消融术（海扶刀）使乳房纤维腺瘤患者既能保持乳房原有形态，又能维护乳房正常功能，对哺乳的影响较小，具有良好的临床应用价值，对青年女性具有更大的优越性。

4. 治疗时间短，术后恢复快，不留瘢痕。

 乳腺纤维瘤超声消融术（海扶刀）的适应证、禁忌证有哪些?

1. 适应证

（1）年龄 35 岁以下女性。

（2）乳腺纤维瘤至少大于等于 1 cm，小于或等于 5 cm，数目不限制。

（3）乳腺纤维腺瘤深面距皮肤距离大于等于 1.5 cm。

（4）中央区以外的乳腺纤维瘤。

2. 禁忌证

（1）放疗后。

（2）结缔组织疾病。

（3）治疗区皮肤有严重瘢痕或破溃。

（4）乳晕区的纤维瘤。

（5）患者不能耐受镇静、镇痛药物。

 乳腺纤维瘤术后需要注意什么？

1. 术后注意观察局部皮肤反应，皮肤颜色、有无红、肿、热、痛表现，有无皮肤破损等情况。

2. 术后需要常规口服抗生素 3 ~ 5 d。

3. 超声消融术（海扶刀）治疗后 1 个月内进行简单查体。约 3 个月后乳腺纤维瘤才能变小，故 3 个月时进行常规体检、超声等检查。

第七节 超声消融术（海扶刀）治疗软组织肿瘤

 软组织肿瘤的临床表现有哪些？

1. 最常见的表现是进行性增大的肿块，伴有疼痛，可发生静息痛和夜间痛。

2. 发生在关节周围的可引起关节畸形和功能障碍。

3. 发生在腹膜后的可引起肠梗阻和输尿管梗阻症状。

4. 如已发生肺转移则有胸痛、咯血等症状。

5. 软组织肿瘤往往位置较深，用手扪肿物时边界不清，活动度差，与周围组织粘连。

6. MRI 检查显示肿物往往在深筋膜深层，最大直径大于 5 cm，信号不均匀。

 软组织肿瘤行超声消融术（海扶刀）的方案有哪些？

以超声消融术（海扶刀）为主的综合治疗方案，原则上选择对肿瘤最有效，能够配合超声消融术（海扶刀）的方法。主要有以下几种方案：

1. 对化疗敏感的肿瘤：既可控制局部病灶又能改善患者的生存期，如横纹肌肉瘤、恶性纤维组织细胞瘤等行化疗＋超声消融术（海扶刀）治疗＋化疗。

2. 对放疗敏感的肿瘤：采取放疗＋超声消融术（海扶刀）治疗＋放疗。

3. 对放化疗不敏感的肿瘤：局部介入治疗＋超声消融术（海扶刀）治疗。

4. 对少数恶性程度低的恶性软组织肿瘤：如胸、腹壁的纤维瘤病，神经纤维瘤病等，可以单独用超声消融术（海扶刀）治疗。

 软组织肿瘤超声消融术（海扶刀）有哪些优势？

1. 保留患者肢体，对神经、运动功能影响较小，提高患者生存质量。

2. 超声消融术（海扶刀）具有外科手术优点，同时可实时监控，根据治疗后声像图的变化立即判断治疗效果。

3. 可以反复多次治疗。

 软组织肿瘤超声消融术（海扶刀）的适应证、禁忌证有哪些？

1. 适应证
（1）B 超能显示的病灶。
（2）有足够安全的超声消融术（海扶刀）治疗声通道。
（3）能耐受麻醉。
（4）皮肤条件尚好的各种恶性软组织肿瘤。

2. 禁忌证
（1）超声消融术（海扶刀）治疗的声通道上皮肤有大量瘢痕。
（2）肿瘤已广泛侵犯皮下组织。
（3）以水、浆液或黏液成分为主的肿瘤。
（4）已侵犯胃肠壁和输尿管的腹膜后和腹腔内软组织肿瘤。
（5）血管已明显受压，又没有足够的侧支循环代偿。

 软组织肿瘤超声消融术（海扶刀）的最佳时机是什么？

1. 化疗后的患者：化疗后肿瘤体积缩小、肿瘤周围水肿消退、肿瘤内血流明显减少、坏死液化吸收、边界清楚，白细胞恢复正常后，肝、肾功能无明显异常和凝血功能基本正常。

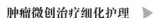

肿瘤微创治疗细化护理

2．介入治疗的患者：肿瘤血供明显减少，肿瘤内有明显凝固性坏死区，肿瘤有明显的缩小。

3．未进行放化疗及介入治疗患者，择机行超声消融术（海扶刀）治疗。

 软组织肿瘤超声消融术（海扶刀）常用麻醉方式有哪些？

如患者不能配合，可选用持续硬膜外、臂丛麻醉及全身麻醉。可通过对麻醉药的选择和对药物浓度的控制，选择性的以麻醉感觉神经为主，尽量保持运动神经的功能，便于超声消融术（海扶刀）治疗过程中观察运动神经功能来反映神经功能状况。

 软组织肿瘤超声消融术（海扶刀）后有哪些注意事项？

1．注意保护治疗区皮肤：宜穿柔软、宽松衣服，避免摩擦治疗区，用冰袋置于治疗区皮肤进行间歇性冷敷，以减轻局部肿胀。

2．注意观察术侧肢体肿胀及末梢循环情况。

3．注意观察患者术侧肢体的运动、感觉功能有无改变。

4．腹腔及腹膜后的肿瘤，注意观察腹部体征及胃液、大便的形状。

 软组织肿瘤超声消融术（海扶刀）疗效评价方法有哪些？

1．近期疗效评价　目的是确定肿瘤是否凝固性坏死及凝固性坏死范围。于超声消融术（海扶刀）治疗后 2 ～ 4 周采用骨扫描、增强 MRI 评价。骨扫描显示治疗区内原有的放射性异常浓聚完全消失，形成放射性冷区；对比增强 MRI 显示肿瘤信号变化、血供消失。

2．远期疗效评价　重点在评价有无转移及局部复发。转移主要通过 CT、B 超、骨扫描来评价；后者用骨扫描、对比增强 MRI 评价。局部复发表现：骨扫描局部放射性异常浓聚，增强 MRI 显示局部有结节状强化、治疗区边缘强化带明显不规则的增宽或肿瘤长大均是肿瘤复发的表现。

第八节　超声消融术（海扶刀）治疗肾癌

 肾癌的临床表现有哪些？

1. 肿瘤累及肾盂时可出现血尿。
2. 腰痛。
3. 肿块。
4. 肾外表现：发热、高血压、精索静脉曲张、贫血、肝功能异常。

 肾癌超声消融术（海扶刀）有何优势？

　　超声消融术（海扶刀）是一种治疗肿瘤的物理技术，其最大的优点就是非侵入性的治疗，具有不开刀、不流血、损伤小、术后恢复快、整体费用低等优点。同时也可以治疗体积更大的肿瘤，并且不受肿瘤的大小、形状、位置的限制。临床研究表明超声消融术（海扶刀）治疗肾癌是安全、有效和可行的。

 肾癌超声消融术（海扶刀）为何还具有免疫治疗的作用？

　　肾癌是一种免疫原性较强的肿瘤，对免疫治疗的反应相对较好，而超声消融术（海扶刀）作为一种局部"热消融"的物理治疗手段可以使肿瘤抗原暴露，激活机体的抗肿瘤免疫应答。因此，超声消融术（海扶刀）不仅能够杀死肿瘤，还可以提高机体抗肿瘤的免疫功能，发挥免疫治疗的作用。

 超声消融术（海扶刀）能治疗孤立肾的肿瘤吗？

　　部分患者一侧肾脏因肿瘤或其他疾病已经行手术切除，剩下的一侧肾脏发生肿瘤不宜再行手术切除，这时候只能选择局部治疗手段。超声消融术（海扶刀）治疗具有独到的优势，可以在有效灭活肿瘤的同时保留肾脏，也保留了肾功能。

肾癌超声消融术（海扶刀）的适应证、禁忌证有哪些？

1. 适应证

（1）早期肾癌：对于早期肾癌患者，超声消融术（海扶刀）治疗可以达到外科手术切除的效果。

（2）晚期肾癌：对于晚期肾癌的患者，因肿瘤有局部浸润、淋巴结转移、远处转移，丧失了手术治疗的机会，而超声消融术（海扶刀）作为一种非侵入性的治疗手段，可以进行姑息性治疗，杀灭大部分肿瘤，减轻肿瘤负荷。

2. 禁忌证

（1）治疗途径上的肾静脉或下腔静脉有癌栓的患者：在超声消融术（海扶刀）治疗中有引起栓子脱落的危险，一旦栓子脱落进入血液循环会引起急性肺栓塞，危及生命。

（2）肾乳头状囊性瘤：因肿瘤内有囊性含液区，能量不易沉积，因此不宜行超声消融术（海扶刀）治疗。

（3）病灶内有囊性出血（血肿）。

（4）治疗超声声通道上的肾盂、输尿管内有结石：因为结石极易吸收超声消融术（海扶刀）治疗过程中的超声能量，引起局部高温，容易导致肾盂、输尿管的严重损伤甚至穿孔，因此不宜行超声消融术（海扶刀）治疗。

（5）肾功能不全。

 肾癌超声消融术（海扶刀）前为何要行动脉栓塞术？

对于增强 CT 和增强磁共振（MRI）检查提示肿瘤血供丰富的患者，由于血流易带走超声的能量，导致超声消融术（海扶刀）治疗的效果差。因此，超声消融术（海扶刀）治疗前需要进行动脉栓塞术，栓塞剂采用碘油，一方面可以阻断肿瘤的血供起到一定的治疗效果，控制肿瘤的进展；另一方面肿瘤病灶内沉积的碘油作为很好的媒介可以吸收聚焦超声的能量，这样就能够提高超声消融术（海扶刀）治疗的效率。

 为何术前要经皮瘤内碘油乙醇注射？

动脉血供不丰富者、经导管选择性化疗栓塞失败者、经导管选择性化疗栓塞后病灶内碘油沉积不满意者，及病灶内有较大的液化坏死腔者可用经皮瘤内碘油乙醇注射（PEI）。经皮瘤内碘油乙醇注射可抽出液化坏死组织，再将碘油乙醇注射到肿瘤内或较大肿瘤深面。无水乙醇可以使部分肿瘤细胞脱水而死亡，而碘油作为媒介可以吸收能量提高超声消融术（海扶刀）治疗效果。

 肾癌超声消融术（海扶刀）的最佳时机是什么？

1. 经介入治疗后影像学检查提示肿瘤内的血供减少，碘油均匀地分布在肿瘤内，或声通道上肿瘤的深面有碘油沉积。

2. 介入治疗反应消失，实验室检查结果无明确禁忌，病灶局部无感染征象，病灶内无液化坏死。

 肾癌超声消融术（海扶刀）前需要做哪些准备？

1. 治疗前的肠道准备。
2. 呼吸功能锻炼。
3. 备皮：超声消融术（海扶刀）治疗前 1d 将治疗区域的体毛剃净。
4. 脱脂脱气：超声消融术（海扶刀）治疗前，要对治疗区域的皮肤进行脱脂脱气。

 肾癌超声消融术（海扶刀）需要麻醉吗？

根据患者情况选择麻醉方式。原则上可以选择全身麻醉，由麻醉师来控制患者的呼吸以保障手术安全顺利。对于呼吸功能好能够配合呼吸的患者也可以选择硬膜外麻醉，有利于观察脊神经的功能及某些不良反应。

 肾癌超声消融术（海扶刀）后的护理要点有哪些？

1. 术后常规禁食 48 ~ 72h。
2. 注意监测患者生命体征变化情况。
3. 观察有无恶心、呕吐、疼痛等不适症状，及时报告医生进行处置。
4. 注意观察患者尿液颜色、尿液量的变化。
5. 治疗区皮肤给予冰袋间歇性冷敷。
6. 预防感染，防止患者着凉感冒。

肾癌超声消融术（海扶刀）后如何进行疗效评价？

1. 临床评价　主要根据治疗前后症状的变化对治疗效果做出初步评价。
2. 影像学评价　一般选择彩超和增强磁共振检查。

第二章

氩氦刀

第一节 氩氦刀治疗基础知识

 什么是氩氦刀?

氩氦刀是世界上唯一同时兼具零下 150℃超低温冷冻、介入热疗、200℃大温差逆转和免疫增强等多重效能的高新科技医疗系统。杀灭癌细胞更彻底有效。该技术属纯物理治疗,具有彻底摧毁肿瘤、治疗效果确切、治疗不导致癌细胞扩散、治疗过程微创无痛苦、恢复快、不损伤正常组织。

 氩氦刀治疗的原理是什么?

氩氦靶由控制系统、冷冻探针、测温器(即测温探针)及冷媒气体等部件组成。

原理是细胞间质内冰晶形成。细胞内外电解质和渗透压的改变导致细胞脱水、细胞膜的损伤,进而导致细胞内冰晶形成,细胞变性坏死。冷冻期间微动脉和微静脉内膜及基底膜肿胀断裂,复温后导致微循环内广泛血栓形成,进一步加重组织缺氧,促进组织坏死。

 影响细胞冷冻杀伤效应的因素有哪些?

1. 冷冻温度。
2. 冷冻速率。
3. 冷冻的持续时间和循环次数。
4. 热池效应对冷冻的影响。

冷冻区域的范围受哪些因素的影响？

1. 氩氦刀探头的直径。
2. 氩气输出功率的调控。
3. 氩气的输出压力。
4. 生物学媒介。

 目前氩氦刀探头的直径有哪些？

目前氩氦刀探头直径分别为 2 mm、3 mm、5 mm、8 mm，相应可产生最大直径范围为 2 ~ 3 cm、5 ~ 6 cm、7 ~ 8 cm、9 ~ 10 cm 的消融靶区（冰球）。临床治疗时可根据患者肿瘤靶区的大小选择合适的氩氦刀探头。

 冷冻消融治疗一般冻融几个循环？

冷冻消融参数根据所用冷冻消融治疗仪而相对固定，一般冻融 2 个循环，每一个循环冷冻 10 ~ 15 min，复温 2 ~ 5 min。如冰球未完全覆盖病灶可调整或增加冷冻探针再行冻融治疗，不建议增加冷冻循环次数。

 氩氦刀疗效如何判断？

1. 近期疗效　目前对冷冻治疗效果尚缺乏统一的标准。根据中国氩氦刀靶向治疗委员会的建议，近期冷冻效果可分为根治性冷冻和姑息性冷冻两种。

（1）根治性冷冻：有效冷冻治疗范围应包绕全部肿瘤组织，且大于肿瘤边缘 1 cm 以上，可达临床治愈，其疗效接近手术切除，如无局部复发，无淋巴结转移，有望痊愈。某些早期周围型肺癌患者可以达到根治的目的。

（2）姑息性冷冻：冷冻范围占肿瘤面积的 80% 以下，又称为减负冷冻术。术后临床症状明显改善、体重增加、食欲改善、生存期延长，具有显著临床疗效。当冷冻范围占肿瘤体积 50% ~ 70% 时，术后近期临床症状、精神、饮食均有不同程度的改善。但随时间的延长残留肿瘤细胞不断增生，2 ~ 3 个月后复查 CT，原术中冷冻坏死区周围可出现新生瘤组织。再次冷冻仍然有效。冷冻范围小于瘤体 50% 时术后临床症状、精神、饮食、体重等指标改善多不明显，术后应加强综合治疗。

2.远期疗效 远期疗效依赖于临床评价、影像学评价及实验室评价。临床评价主要根据 KPS 评分判断患者临床症状的改善程度和生活自理能力的改善情况。远期疗效的指标主要参照 WHO 标准，如生存期、局部复发率、远处转移率等进行评价。

（1）病理检查：可通过肿瘤冷冻前后组织病理学变化，观察冷冻效果。冷冻后肿瘤细胞呈凝固性坏死，3 个月后可被纤维组织取代。

（2）实验室检查：小细胞肺癌冷冻后神经元烯醇化酶（NSE）较冷冻前下降，而非小细胞肺癌冷冻后主要是 CEA、铁蛋白、CA19-9 等较冷冻前下降。一些免疫指标冷冻后也有一定程度的改善。肝癌患者冷冻后 AFP、CEA 等显著下降，前列腺癌患者冷冻后 PSA 明显下降，动态观察肿瘤标志物的变化有助于判断疗效。

 氩氦刀治疗的优点是什么？

1.氩氦刀治疗具有适应证广，疗效确切、精准可控、多刀适形等诸多优点，对肿瘤组织实行物理性损毁，无焦化、凝固反应。

2.不摧毁胶原蛋白，不破坏组织的支撑结构和功能，从而使治疗可接近重要的结构，如大血管、肾盂或气管等。此外，急速冷冻可阻断神经通路、破坏痛觉传导，具有镇痛效应，是一种天然麻醉剂，使治疗中的疼痛降至最低，只需局部麻醉，使患者能很好地适应和迅速恢复。

3.可用于肿瘤患者癌痛治疗、术中及术后镇痛。同时损毁后的肿瘤细胞的表面抗原可刺激人体免疫系统，激活肿瘤免疫。

氩氦刀治疗前如何准备？

1. 检查
（1）血液检查：血常规、免疫检查、凝血功能等。
（2）影像学检查：CT、MRI 等。
2. 体位 根据肿瘤部位选择不同的体位。
3. 饮食要求
（1）术前要求患者禁食、禁水，因氩氦刀术中使用镇静、镇痛药物，可能会引起恶心、呕吐，为防止呕吐物被患者误吸或引起呛咳，所以在治疗前要禁食、禁水。
（2）肠道准备：为了避免在治疗过程中对邻近组织器官的损伤，因此需要进行严格的肠道准备。

 氩氦刀术中如何防止治疗区皮肤冻伤?

1．治疗区域给予温盐水持续或间断滴注。

2．无菌温盐水手套覆盖法。

 氩氦刀术前护理常规有哪些?

1．术前宣教：向患者讲解氩氦刀的相关知识，告诉患者及其家属术前应做哪些准备，术中应如何配合及术后应注意的问题，使患者全面了解氩氦刀治疗，取得配合。

2．全面评估：病区护士评估患者的一般情况和心理问题，并给予适当的干预；手术护士术前对患者术区皮肤、体位耐受情况及特殊情况（引流管、造瘘口等）进行评估，以便术中采取有效护理。

3．术区皮肤准备：皮肤的清洁、备皮。

4．抗生素皮试。

5．肠道准备：口服导泻药或灌肠。

6．体位训练。

 氩氦刀并发症有哪些?

1．在肺癌治疗时，术后不良反应主要有轻度咳嗽、胸痛、咯血、发热、气胸、冷休克、肿瘤溶解综合征等，经对症处理均可恢复。

2．在巨块型肝癌治疗时要注意穿刺部位的出血问题。

3．对晚期肿瘤的姑息性减瘤治疗要注意患者的全身条件，特别是肝、肾功能及肺功能的状况。

4．在腹腔及盆腔实体肿瘤消融时要防止引起肠管、膀胱、输尿管等空腔脏器因冻伤所致的穿孔问题。

5．在头、颈部肿瘤冷冻消融时要注意保护神经、血管及淋巴循环。

第二节　氩氦刀治疗肺癌

 肺癌的临床表现有哪些?

1. 咳嗽:多为刺激性咳嗽。
2. 痰中带血:多为血丝痰。
3. 胸闷胸痛:一般症状轻,定位模糊。当癌瘤侵及胸膜、胸壁时,疼痛加剧,定位较前明确、恒定。
4. 气促:癌瘤阻塞所致的肺炎、肺不张、恶性胸腔积液、弥漫性肺泡病变等均可引起。
5. 发热:阻塞性肺炎或癌性毒素所致。
6. 晚期患者可出现较明显的恶病质。

 肺癌微创治疗的优势有哪些?

1. 创伤小,只要在体表行小切口或不需切口,患者恢复快。
2. 局部疗效确切,很快达到消融效果。
3. 对早期肺癌可起到根治效果,晚期则可减瘤负荷,提高患者的生存质量。
4. 定位准确,选择性好,靶向治疗,能最大限度地保护正常组织器官功能。

 CT 引导下氩氦刀治疗肺癌的适应证、禁忌证有哪些?

1. 适应证
(1)早、晚期原发性肺癌。
(2)单侧肺内病灶 ≤ 5 个,单灶直径 ≥ 0.5 cm。
(3)原发癌已较好控制或较为局限的转移性肺癌。

2. 禁忌证
(1)两肺弥漫型肿块(单肺内有 6 个以上肿块)。
(2)胸膜广泛转移伴大量胸腔积液者。
(3)肺门肿块包绕血管、穿刺治疗有困难者。
(4)术后易合并呼吸衰竭或大出血者。
(5)心肺功能较差,不能平卧,术中不能配合者。

氩氦刀治疗肺癌的优点有哪些?

1. 不开刀、创伤小,无明显痛苦,术后恢复快。

2. 瘤细胞死亡,压迫减轻,1～3个月后瘤体缩小,临床症状改善。

3. 机体免疫系统的重新激活,有利于生存质量的提高。

4. 疗效类似外科手术切除:早期肺癌可达根治效果,晚期肺癌则属姑息性手术,减瘤负荷,对年老体弱和其他治疗失败的患者仍适合。

5. 可与手术、放疗、化疗等结合应用。

 氩氦刀治疗肺癌如何选择麻醉?

经皮肺穿刺采用局部麻醉方式,用 0.5% 利多卡因 10～40 ml 进行局部浸润麻醉,直达肋间神经、壁胸膜。

 氩氦刀治疗肺癌的护理要点是什么?

1. 术前 需要患者准备一次性治疗床罩、中单,热水袋、包裹热水袋用的毛巾等。

2. 术中

(1)进行心电监测,每 15 min 记录生命体征 1 次。

(2)急救物品、吸氧装置、吸痰装置处于良好备用状态。

(3)术中出现头晕、恶心、面色苍白,立即停止手术、吸氧,遵医嘱给予对症处理。

(4)配合医生留取标本,并注明留取标本的部位、时间、患者姓名及 ID 号。

3. 术后

(1)严密监测患者生命体征变化并做好记录。

(2)保持呼吸道通畅,给予吸氧。

(3)注意观察患者有无咳嗽、咳痰、咯血情况,及时评估。

(4)注意观察患者有无胸闷、胸痛、呼吸困难等症状,出现异常及时报告医生。

(5)注意观察手术穿刺部位有无渗液、出血等情况。

(6)注意观察患者体温,有无发热。

(7)及时评估患者疼痛情况并按医嘱用药。

（8）治疗6 h后可进食清淡、易消化的半流质饮食，避免油腻、辛辣等刺激性食物，次日给予正常饮食，同时可下床适当活动。

 氩氦刀治疗肺癌术后为什么要热敷治疗区?

热敷的目的主要是使治疗部位快速复温，防止治疗区皮肤冻伤。热敷温度要适宜，一般为40～45℃，热水袋用毛巾包裹，防止烫伤患者；热敷时间以1～2 h为宜，不能超过4 h。

 氩氦刀治疗肺癌术后并发症有哪些?

1. 冷休克 肿瘤靠近大血管（如中心型肺癌）或冷冻范围较大；手术结束时冰球在体内没有完全溶化。

2. 血痰或咯血 可能与多次穿刺及冷冻损伤肺组织有关。

3. 发热 多于手术当日或次日发生，体温在37～38℃，持续3～5d。

4. 胸闷、胸痛 多于术后1～3 d发生，多为刀口痛，刀口愈合后可自然缓解。

5. 气胸 发生率为26.4%，一般行闭式引流5～7d可好转。

6. 皮下气肿 多与气胸并存，老年人皮下组织疏松，胸壁较薄，术中或术后咳嗽较剧烈时，可发生皮下气肿。

7. 胸腔积液 肺肿瘤较大且靠近肺表面者，冷冻后可出现不同程度的胸腔积液，积液少者无明显不适，仅在复查胸部X线片或胸部CT时被发现。可自行吸收，无须处理。当大量积液出现胸闷气急时，经B超、X线胸片定位后，可行胸腔穿刺引流胸腔积液。

8. 皮肤冻伤 如果皮肤保护好，可不发生。

9. 肿瘤溶解综合征 由于冷冻使肿瘤细胞坏死崩解，大量蛋白代谢产物释放到血液中引起大量尿酸，而尿酸在肾盂内弥漫性沉淀可引起肾内梗阻，引起肿瘤溶解综合征。

 氩氦刀治疗肺癌术后大咯血如何护理?

术后可发生少量咯血，主要是术后反复多次穿刺并冷冻支气管黏膜所致，一般在术后1周内停止，嘱患者不要紧张，并遵医嘱静脉输注止血药物，3d后咯血可停止。

1. 保持镇静，不要惊慌，安置体位：采取卧位。头偏向一侧，鼓励患者轻轻将血液咳出，如已知病灶部位则取患侧卧位，防止窒息。

2. 做好心理护理，消除患者紧张情绪。

3. 保持呼吸道通畅，给予吸氧。

4. 密切观察患者生命体征变化情况并做好记录。

5. 注意观察患者的咯血量、颜色及性质。

6. 若发生大咯血窒息，立即体位引流，取头低足高位或侧头拍背。

 氩氦刀治疗肺癌过程中需要注意什么？

患者在进行氩氦刀治疗过程中如有不适感觉（如治疗区疼痛、胸闷、咳嗽等）应及时告知医护人员，医护人员会给予对症处理，患者不能随意更改体位、活动肢体、咳嗽等，以避免引起不良反应。

 氩氦刀治疗肺癌术后气胸如何处理？

气胸是氩氦刀手术治疗后最常见的并发症，肺肿瘤较大且靠近肺表面者，冷冻后可出现不同程度的气胸，同时与基础疾病、病变部位、反复穿刺也有关系。

气胸典型症状为突发性胸痛、刺激性咳嗽、胸闷、呼吸急促、呼吸困难等。

氩氦刀治疗后患者出现胸闷、气急等症状时请立即告知医护人员。

1. 嘱患者卧床休息，给予吸氧。

2. 若患者无明显胸闷、气急，可不予引流而自行吸收，无须处理。

3. 若患者出现明显胸闷、气急、胸部明显压迫感时，需立即行胸腔抽气或胸腔闭式引流。

 氩氦刀治疗肺癌术后感染有哪些症状？

氩氦刀治疗肺癌术后出现感染时，患者会有发热（有的患者会出现寒战）、血象增高、治疗区疼痛等症状。

如何做好术区皮肤的热敷?

1. 热水袋温度适宜,用干毛巾包裹,防止烫伤。
2. 间歇性热敷,热敷 15 ~ 20min,间歇 20min,以此类推,一般热敷 1 ~ 2h,不超过 4h。随时观察术区皮肤情况。

 氩氦刀治疗肺癌术后多长时间复查?

一般无特殊不适症状 1 个月复查,如有不适及时就医。
主要复查内容有:磁共振、血常规、肝肾功能、肿瘤标志物等。

 什么是冷休克?

由于血管活性物质的生成及作用,血浆外漏血液浓缩、血管痉挛,外周阻力增加,心排血量减少,微循环淤滞,大量毛细血管渗出致血容量和 CO 减少,患者皮肤湿冷,称为冷休克。

 冷休克的临床表现有哪些?

一般发生在手术后 2h 内,表现为寒战、四肢冰冷、口唇发绀,胸闷、气促、血压下降等。

 发生冷休克时如何对症处理?

密切观察病情变化,吸氧,保暖,建立静脉通道,使用血管活性药物、激素(甲泼尼龙、地塞米松),维持循环,减轻局部炎症,补液。

第三节　氩氦刀治疗肝癌

 B 超引导经皮氩氦刀靶向治疗肝癌的特点是什么?

疗效确切、创伤小、操作简单,便于临床推广应用。特别适用于那些无法常规手术切除的肝癌。

 B 超引导经皮氩氦刀靶向治疗肝癌的适应证、禁忌证有哪些?

1. 适应证　原发性或转移性肝癌，肿瘤无法行常规外科手术切除，患者不能耐受或不愿接受常规外科手术，肝功能评价为 Child A 或 B 级。

2. 禁忌证

（1）肝门区癌肿冷冻时无法避免损伤主要胆管、血管。

（2）肝内外广泛转移或弥漫型肝癌。

（3）大量腹水，中度黄疸，肝功能评价 Child C 级或全身衰竭。

（4）心肺肾功能不全或凝血功能异常，在冷冻治疗中或治疗后有可能出现严重并发症且无法纠正。

（5）巨大肿瘤伴有严重肝硬化、肝功能不良、脾功能亢进、食管静脉曲张明显者。

 B 超引导经皮氩氦刀靶向治疗肝癌的术前准备有哪些?

1. 常规查血、尿、粪常规，肝、肾功能，血糖、免疫三项，凝血功能，AFP 或 CEA、心电图、X 线胸片、腹部 B 超，CT 或 MRI 等以明确诊断，必要时行经皮肝穿刺活检，同时全面了解和评估患者的并发症及对手术的耐受性。术前、术后 12 h 禁食、禁水。

2. 体位摆放：根据病灶所在部位可采取仰卧位、左侧卧位、右侧卧位及俯卧位等，也可采用塑型真空垫辅助体位固定。

3. 麻醉：超声引导定位后，在确定的穿刺部位进行局部麻醉。

 B 超引导经皮氩氦刀靶向治疗肝癌术后出现的不良反应有哪些?

1. 发热　肝癌冷冻术后绝大多数患者均有不同程度的反应性发热，经对症处理及吲哚美辛栓纳肛等均可控制。冷冻范围较小者术后发热多不明显，其原因与冷冻后大量坏死组织吸收有关。

2. 反应性胸腔积液　术后反应性胸腔积液可发生单侧或双侧，积液量不多，多数无须处理。其原因可能与冷冻后刺激胸膜有关。

3. 肝功能损害　术后肝功能可以表现轻度受损。经保肝治疗 1 周后，多可恢复正常。肝功能改变与患者冷冻治疗前肝功能状态及冷冻组织的靶区范围有关。

4. 术后出血 出血多发生在术后 48 h，主要包括冷冻术后经刀道内出血和肝包膜冷冻后破裂出血，严重者可出现失血性休克，需及时手术处理。

5. 肌红蛋白尿 少数中晚期肝癌患者在术后 1～3 d 出现酱油色小便，发生肌红蛋白尿，严重时可伴有肾功能不全、尿量减少等。其发生可能与冷冻范围大、肝损害有关。一旦出现该症状应予碱化尿液、水化同时使用，并给予激素治疗 2～3 d。严密观察尿量变化，每天复查肾功能、尿常规、电解质、血气分析，及时了解肾功能状态，防止肾小管坏死。

 CT 引导经皮氩氦刀靶向治疗肝癌的适应证、禁忌证有哪些?

1. 适应证
（1）原发性小肝癌不愿意外科开放手术。
（2）肝功能较差或老年人合并心功能障碍不宜手术。
（3）肝功能较差而不能耐受手术切除。
（4）外科手术切除后肿瘤残余或复发，拒绝再行手术。
（5）肿块巨大先行冷冻治疗，待瘤体缩小后再行手术治疗。
（6）不适合外科切除的肝癌（癌灶多发、邻近血管、瘤体巨大）。
（7）缺乏血供的肝癌，病灶局限。

2. 禁忌证
（1）肝门区癌肿冷冻时无法避免损伤主要胆管、血管。
（2）肝内外广泛转移或弥漫型肝癌。
（3）大量腹水，中度黄疸，肝功能评价 Child C 级或全身衰竭。
（4）心肺肾功能不全或凝血功能异常，在冷冻治疗中或治疗后有可能出现严重并发症且无法纠正。
（5）巨大肿瘤伴有严重肝硬化、肝功能不良、脾功能亢进、食管静脉曲张明显者。

 氩氦刀治疗肝癌术前常规准备有哪些？

1. 肠道准备
（1）术前 1d 晚 20：00 禁食，术前 4～6 h 禁水。
（2）术前 1d 晚 20：00 开始口服导泻药（聚乙二醇电解质散）。

（3）手术当日清洁灌肠，大便要求无渣呈清水样。

2. 体位训练　练习床上大小便。

3. 备皮　清洁皮肤，去除术区毛发。

4. 患者用物准备　一次性床罩 1 个、专用手术中单 1 个、550 ml 矿泉水 4 瓶、尿壶 1 个、热水袋 1 个（备用）。

 氩氦刀治疗肝癌术后可能会出现哪些并发症？

术后可能会有发热、恶心、呕吐、腹胀、腹痛、呼吸困难、胸闷、出冷汗、咳嗽、咳痰、头晕、心慌等不适。

并发症有皮肤冻伤、术后出血、术后上消化道出血、血红蛋白尿、冷休克、胸腔积液、内脏冻伤等。

 肝内出血（腹腔出血）的观察要点有哪些？

肿瘤破裂出血的临床表现主要有：恶心、头晕、心慌、出冷汗、脉搏细速、面色苍白、呼吸急促、心率加快等。

1. 严密监测患者生命体征变化，尤其是心率的变化，注意倾听患者主诉。

2. 注意观察患者出血前的征兆，如心慌、恶心、腹痛、腹胀等。

3. 注意观察穿刺点敷料渗出情况，若出现渗血、出血，及时告知医生进行处理。

4. 因患者肿瘤较大、肿瘤位置特殊、患者体质不同等原因，术后活动可能引起肝破裂出血，不建议患者过早下床活动。

 氩氦刀治疗术后如何预防肿瘤溶解综合征？

术后 1～3 d 密切观察患者的尿量及尿色，定时监测尿比重，定时查血了解肾功能，并预防性给予 5% 碳酸氢钠静脉滴注以碱化尿液，嘱患者术后多饮水，有利于尿酸沉淀物排出，减少对肾的损害。

 氩氦刀治疗肝癌有哪些优点？

1. 对患者损伤小、不开刀、不出血或出血少。

2. 良好的成功率和较低的并发症发生率。

3. 对正常器官组织细胞无毒性，患者恢复快。

4. 手术损伤轻微，可重复及反复做。

5. 可单独施行，也可与放化疗或手术相结合。

6. 效果显著，操作容易，费用低，易为患者接受。

 氩氦刀治疗肝癌术的护理要点有哪些?

1. 术前心理护理

（1）医护人员向患者讲解氩氦刀手术方法、手术疗效。

（2）向患者介绍手术的优缺点及手术的安全性、先进性。

（3）减轻患者的心理负担，增强对治疗的信心。

2. 疼痛的护理

（1）消除患者紧张、焦虑情绪。

（2）观察疼痛性质、程度、时间、发作规律、伴随症状。

（3）非药物疗法：热敷或冷敷、深呼吸、松弛法、听音乐。

（4）定时口服镇痛药，告知医护人员对症处理。

（5）术后疼痛常在1周内消退，症状较重者可给予镇痛药治疗。

3. 术后常规护理

（1）密切观察患者意识、生命体征的变化。

（2）保持呼吸道通畅，给予吸氧。

（3）观察术区有无渗血、出血情况。

（4）术区局部给予间歇性热敷。

（5）治疗区疼痛给予对症治疗。

（6）定期复查血常规、肝功能、AFP、肝脏CT等。

4. 术后饮食护理

（1）氩氦刀治疗肝癌术后需要禁食、禁水。

（2）禁止吸烟、饮酒。

（3）日常饮食要定时、定量、少量多餐。

（4）多吃含维生素A、维生素C、维生素E的食品，多吃绿色蔬菜和水果。

（5）避免坚硬食物，保持大便通畅。

（6）不吃发霉变质的食物。

（7）坚持低脂肪、高蛋白质易消化食物，如瘦肉、鸡蛋及酸奶、鲜果汁、鲜菜汁。

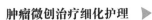

（8）日常饮食中可以适当食用牛奶、鸡蛋、豆浆、藕粉、果汁、菜汁、瘦肉泥、肝泥等。

 术后为什么要进行心电监护？

术后进行心电监护的目的是要密切观察患者心率、血压等生命体征的变化，如果心电监护显示心率加快、血压下降、血氧饱和度小于90%时，要及时报告医护人员给予处理。

 氩氦刀治疗肝癌术后如何进行锻炼？

1. 康复锻炼应由简到繁，循序渐进。
2. 卧床不起的患者，可选择按摩，病情好转能起床后，改散步、慢跑、打太极拳、习剑养生等活动项目。
3. 要注意锻炼时间和强度，单次锻炼时间不要太长，强度不能太大，运动量以不感到疲劳为宜。

 术后出现哪些症状应及时就诊？

肝癌氩氦刀术后出现发热，腹痛加重，腹胀，皮肤、巩膜黄染，呕血，便血，意识障碍，性格改变，行为异常等症状时要及时就医诊治。

 原发性肝癌并发消化道大出血的护理措施有哪些？

1. 备好急救物品，给予心理护理。
2. 迅速建立静脉通道，遵医嘱快速补充液体，立即交叉配血，做好输血准备。
3. 严密监测生命体征、意识及尿量的变化并做好记录。
4. 保持呼吸道通畅，呕血时宜侧卧位或仰卧头偏向一侧。
5. 给予氧气吸入。
6. 做好口腔护理及皮肤护理。

第四节　氩氦刀治疗腹盆腔转移瘤

 氩氦刀能治疗哪些腹膜后转移瘤引起的癌痛？

1. 肿瘤浅表或皮下转移引起的疼痛。
2. 肿瘤浸润破坏、压迫肋骨、脊柱、盆腔骨膜或损伤神经等引起的疼痛。
3. 肿瘤胸膜浸润引起的疼痛。
4. 腹盆腔肿瘤腹膜、腹壁浸润、压迫引起的疼痛。
5. 恶性胸腺瘤胸膜浸润或胸骨破坏引起的疼痛。
6. 实体肿瘤对周围组织、器官浸润、压迫引起的疼痛。

 氩氦刀治疗腹膜后转移瘤引起的癌性疼痛有哪些优势？

氩氦刀冷冻治疗局部肿瘤引起的疼痛，是在直接毁损、杀灭肿瘤的基础上实现的，即直接解除疼痛之根本，通过控制肿瘤达到镇痛的目的，且损伤小，并发症少，是理想的镇痛方法之一。

 腹盆腔转移瘤患者在行氩氦刀治疗前需要做哪些准备？

1. 肠道准备：肠道属于腹腔内器官，如果肠道内不清洁、排空会影响手术，误伤肠道，所以需要进行肠道准备。
2. 体位训练。
3. 清洁皮肤，洗澡。
4. 患者用物准备：一次性中单、550ml 矿泉水 4 瓶、热水袋、尿壶。
5. 备皮：氩氦刀治疗前 1d 护士会将治疗区域的体毛剃净。
6. 氩氦刀治疗前 1d 要吃流食或半流食，易消化、易吞咽、无刺激性食物，如米汤、豆浆、面条，晚饭后不要再进食，手术当日早晨也不要吃饭。

 氩氦刀治疗腹盆腔转移瘤怎样进行肠道准备？

治疗前 3d 进清淡少渣饮食。治疗前 24h 进清流质饮食，治疗前当天早晨如果肠道准备没达到要求，护士会为患者进行清洁灌肠，直至大便呈无渣清水样。

氩氦刀治疗腹盆腔转移瘤常规护理有哪些?

1. 一般护理

（1）注意保暖，协助患者取正确的体位并固定。

（2）心电监护、吸氧，严密观察生命体征变化并记录。出现异常及时报告医生，给予对症处理。

（3）预防并发症：治疗中氩氦刀可能会对刀道局部产生不同程度的影响（与布针间距、探针数量、肿瘤深度有关），给予45℃的温盐水无菌手套保护术区可预防皮肤冻伤；术中出现疼痛遵医嘱给予镇疼药物对症处理；治疗结束后无菌敷料覆盖伤口，沙袋加压止血可预防术后出血。

2. 心理护理

（1）鼓励患者用语言表达不适。

（2）术中应经常用亲切柔和的话语鼓励患者，稳定其情绪。

（3）对肿瘤较大、治疗时间长的患者因体位不能改变而受压的部位进行按摩。

（4）必要时握住患者的手，给予心理支持，使患者在良好的心理状态下接受治疗。

3. 术后护理

（1）术后协助患者取平卧位，伤口定期换药。

（2）密切观察生命体征变化，心电监护、持续氧气吸入。

（3）观察穿刺部位有无渗血、渗液、有无腹胀、腹痛等。

（4）术后遵医嘱按时应用止血药和广谱抗生素。

（5）术后禁食、禁水，待胃肠功能恢复、肛门排气，遵医嘱可由清流食逐渐过渡到正常饮食。

（6）患者次日可下地活动，要循序渐进，避免剧烈运动。

氩氦刀治疗腹盆腔转移瘤术后并发症的护理有哪些?

1. 发热 患者术后出现不同程度的发热，多为肿瘤坏死物质的吸收热，一般予以对症处理即可。

2. 疼痛 由肿瘤组织肿胀坏死、缺血、包膜紧张所致。注意评估患者疼痛程度；减少可诱发和加重疼痛的因素；遵医嘱应用镇痛药物控制疼痛。

3. 皮肤冻伤 超低温下氩氦刀杆与腹部皮肤表面接触造成皮肤冻伤。较大的水疱可在无菌操作下用注射器抽出水泡内液体，保持干燥，给予磺胺嘧啶银等冻伤膏外涂，之后再行包扎；局部皮肤注意保暖，禁忌火烤、热敷。

4. **肝内（腹腔）出血**　是严重的并发症，肿瘤病灶位于肝表面，冷冻时由于肿瘤膨胀引起肝包膜破裂造成急性大出血；也可能为术中穿刺时损伤邻近大血管或肿瘤坏死后所致出血。需密切观察患者的主诉、尿量及生命体征，观察穿刺点敷料情况，穿刺部位是否疼痛、肌肉是否紧张，有无压痛、反跳痛。

5. **胆漏**　肝肿瘤压迫胆总管导致肝内胆管扩张，压力增大，氩氦刀治疗时刺伤扩张的胆管引起胆漏。术后注意观察伤口有无渗出，周围有无红、肿、热、痛等感染征象，及时更换伤口敷料，保持无菌干燥。置患者斜坡卧位，有利于渗漏胆汁的引流。密切观察腹部体征的变化，保持瘘管通畅，预防胆汁逆流入腹腔引起急性腹膜炎，做好患者的生活护理及心理护理。

6. **胃肠道损伤**　肿瘤病灶位于肠道附近，氩氦刀治疗时可能会损伤肠道。术后按医嘱给予饮食指导，禁食或流质饮食时需按医嘱给予增加抗感染及静脉营养支持治疗，密切观察患者有无腹痛及生命体征的变化，有异常时应及时报告医生。

7. **肾功能损害**　肿瘤细胞坏死，大量蛋白质分解，血红蛋白被吸收入血产生血红蛋白尿。术后严密观察尿液量、颜色及性质，保持 24h 尿量 2000ml 左右。

 腹盆腔转移瘤氩氦刀术后引起肠道损伤有哪些表现？

术后引起肠道损伤的表现有：腹痛、腹胀、恶心、呕吐、肠鸣音减弱或亢进。

 如何观察术后穿刺点有无渗血？

1. 查看术区覆盖的纱布有无渗出物，渗出的量、颜色、性状。
2. 给予术区消毒，更换敷料，防止感染。

 腹盆腔转移瘤氩氦刀术后出院指导有哪些内容？

1. 饮食：
（1）进食清淡、易消化的饮食。
（2）避免辛辣刺激、生冷的食物，勿食腌制、烧烤等食品。
（3）给予高热量、高蛋白、富含维生素饮食。

（4）少量多餐，循序渐进，避免暴饮暴食。

2. 注意保暖，预防感冒。

3. 适度锻炼，增强自身抵抗力。

4. 避免去人多的公共场所，预防交叉感染。

5. 若出现腹痛、腹胀、排尿异常、发热等不适，要及时联系医护人员。

 氩氦刀治疗腹盆腔转移瘤术后多长时间复查?

一般医生会根据患者的肿瘤部位、大小、病情，按患者个人情况告知复查时间，至少半个月复查一次，若有不适症状要及时就医。

定期复查内容：血常规、磁共振、B超、肝肾功能、肿瘤标志物等.

患者出院后若出现腹痛加剧、腹胀、体温升高持续不降、恶心、呕吐、水肿等情况时应及时就诊。

第三章

放射介入和放射性粒子

第一节　放射介入治疗

 什么是介入治疗？

介入治疗是介于外科、内科治疗之间的新兴治疗方法，包括血管内介入和非血管介入治疗。简单地讲，介入治疗就是在不开刀暴露病灶的情况下，在血管、皮肤上做直径几毫米的微小通道，或经人体原有的管道在影像设备的引导下对病灶局部进行治疗的创伤最小的治疗方法。

介入方法可分为两种，即血管内介入治疗和非血管介入治疗。

 什么是数字减影血管造影？

数字减影血管造影（digital subtraction angiography，DSA），是在常规血管造影过程中运用计算机工具取得人体同一部位的两帧不同的数字图像，进行相减处理，消去两帧图像中的相同部分（即骨骼和软组织影像）得到造影剂充盈的血管图像。数字减影血管造影是目前介入治疗学最主要的监视方法。

 数字减影血管造影的优势有哪些？

1. 对比分辨率高。
2. 实时动态显影。
3. 造影剂浓度低。
4. 绘制路径图。
5. 图像后处理技术。
6. 三维数字减影血管造影。
7. 步进式数字减影血管造影功能。

8. 数字化平板技术。

 什么是血管内、非血管内介入治疗?

1. 血管内介入治疗　是指使用 1 ~ 2 mm 粗的穿刺针，通过穿刺人体表浅动静脉进入人体血管系统，医生凭借已掌握的血管解剖知识在血管造影机的引导下将导管送到病灶所在的位置，通过导管注射造影剂显示病灶血管情况，在血管内对病灶进行治疗的方法。包括：动脉栓塞术、血管成形术等。

常用穿刺点有股动脉，桡动脉，锁骨下动、静脉，颈动、静脉等。

2. 非血管内介入治疗　是指没有进入人体血管系统，在影像设备的监测下，直接经皮肤穿刺至病灶，或经人体现有的通道进入病灶，对病灶治疗的方法。包括：经皮穿刺肿瘤活检术、瘤内注药术、椎间盘穿刺减压术等。

用于肿瘤的非血管介入穿刺针包括：①多孔穿刺针，用于抽液或注射；②导管针，由导管和穿刺针组成；③活检针。

活检针的选择主要根据活检的部位、病变特性及其与周围邻近组织结构关系、操作者技术水平和病理学要求等。

 介入治疗有哪些优点?

创伤小、简便、安全、有效、并发症少和明显缩短住院时间。

1. 不需开刀暴露病灶，一般只需几毫米的皮肤切口就可完成治疗，表皮损伤小、外表美观。

2. 大部分患者只需局部麻醉而非全身麻醉，从而降低了麻醉的危险性。

3. 损伤小、恢复快、效果满意，对正常器官的影响小。

4. 对于目前治疗难度大的恶性肿瘤，介入治疗能够尽量把药物局限在病变部位，而减少对身体和其他器官的副作用，部分肿瘤在介入治疗后相当于外科切除。

 介入治疗器械、常用药物有哪些?

1. 常规器械（穿刺针、导丝、导管鞘、导管）、微导管及微导丝、灌注器械（灌注导管、灌注导丝）、引流器械（引流管、内支架）、取异物器械（网篮、圈套器）、腔静脉滤器及栓塞材料（可吸收材料、不可吸收材料）。

2. 常用药物：造影剂、栓塞剂、溶石药物、血管活性药、抗凝药和溶栓药物。

 复方泛影葡胺注射液的不良反应有哪些?

不良反应主要为过敏反应，有时出现荨麻疹、哮喘和喉头水肿，有时出现轻度恶心、呕吐等症状，神经系统可见躁动不安、抽搐和癫痫症状，偶见肺水肿、循环衰竭、心室纤颤和心脏停搏等，应引起注意。要严密观察各种与过敏有关的不良反应。

 应用复方泛影葡胺注射液时有哪些注意事项?

1. 注射前应做碘过敏试验，无阳性反应者方可使用，对碘过敏者禁用。
2. 肝肾功能不全、活动性结核、多发性骨髓瘤、甲状腺功能亢进患者禁用。
3. 本品遇冷析出结晶时，可在热水中加热溶解，冷却至体温温度再用。
4. 注射后患者如有恶心、呕吐、流涎、眩晕、荨麻疹等反应，应放慢注射速度，反应严重者应停止注射，必要时给予抗过敏治疗。
5. 由于本品有脱水利尿作用，所以可能使脱水情况加重。

 碘化油的不良反应有哪些?

碘化油偶见过敏反应，在给药后即刻或数小时发生，主要表现有：血管性水肿，呼吸道黏膜刺激、肿胀、分泌物增多，周身灼热感、恶心、呕吐等；重者为心血管、中枢神经系统反应及呼吸障碍等。

 应用碘化油时有哪些注意事项?

1. 发热，老年结节性甲状腺肿，甲状腺癌，急性支气管炎，肝、肺疾病患者禁用。
2. 注射前做碘过敏试验阳性者禁用。
3. 支气管造影后应采取体位引流、轻咳等，尽量将残留在气管内的碘油排出。气管造影切忌用量过大，应避免吞入碘油，以防碘中毒。
4. 子宫输卵管造影时应在透视下进行，以免药物进入血管引起血管内油栓。

5. 药液应储存于阴暗处，溶液变为深色时不宜使用。

6. 不能用于脊髓造影。

7. 肝癌肝动脉栓塞时，应做到超选择性插管，避免误栓；在肝功能严重受损者，大剂量使用时可导致肝衰竭。

 造影剂出现意外时如何急救？

1. 平卧位，吸氧、注意保暖，就地抢救，分秒必争。

2. 立即停止注射造影剂。

3. 遵医嘱使用抗过敏、升压药物。

4. 保持呼吸道的通畅，如发生急性喉头水肿窒息时，必要时行气管切开术。

5. 严密观察血压、呼吸、脉搏等生命体征变化，认真做好记录。

 什么是动脉灌注治疗？

动脉灌注治疗是一种微创、安全、痛苦小的肿瘤治疗方法，通过导管选择性将药物直接注入肿瘤的一支或多支供血动脉，以达到提高肿瘤组织药物浓度、增加抗肿瘤作用的目的。

 动脉灌注治疗的适应证、禁忌证有哪些？

1. 适应证

（1）头颈部原发性恶性肿瘤：如甲状腺癌、上颌窦癌、牙龈癌、舌癌等。

（2）胸部恶性肿瘤：如支气管肺癌、食管癌。

（3）腹部恶性肿瘤：如原发性肝癌、肝转移癌、胃肠道恶性肿瘤、胆道系统恶性肿瘤、胰腺癌。

（4）泌尿系统恶性肿瘤：主要是妇科恶性肿瘤，如卵巢癌、宫颈癌、子宫内膜癌、结直肠癌等。

（5）骨骼及软组织恶性肿瘤：如骨肉瘤等骨恶性肿瘤、骨转移瘤和软组织恶性肿瘤。

2. 禁忌证

（1）白细胞小于 3×10^9/L。

（2）肝肾功能严重不全。

（3）严重的出血倾向。

（4）造影剂药物过敏。

（5）高血压。

（6）糖尿病未控制。

 动脉灌注治疗有哪些不良反应和并发症?

常用药物有顺铂、奥沙利铂、氟尿嘧啶、多柔比星等。

1. 穿刺部位局部出血、皮下血肿。

2. 血管创伤形成夹层或假性动脉瘤。

3. 脊髓损伤。

4. 化疗药物引起不良反应：胃肠道反应和骨髓抑制等。

 什么是动脉栓塞治疗?

将栓塞剂通过导管注入靶动脉血管内，使其闭塞以达到治疗肿瘤的目的，称为动脉栓塞疗法。它常与化疗相结合，即将化疗药物与栓塞剂混合在一起进行栓塞可起到化疗及栓塞的作用，称之为动脉栓塞化疗。

适用于原发性或转移性肝癌、肝血管瘤、肾癌、盆腔肿瘤等的治疗及鼻咽癌、肺癌、消化道肿瘤、盆腔肿瘤大出血时的栓塞止血治疗等。

 什么是栓塞反应?

栓塞反应是指靶器官栓塞后出现的、预料中的症状和体征，多为自然过程，对症处理后可康复。其表现及程度与使用栓塞物质的种类、栓塞水平和程度，不同靶器官有关，轻者可无明显症状和体征，重者可出现栓塞后综合征。

栓塞术中主要不良反应包括局部疼痛、迷走反射、栓塞剂和造影剂过敏等。

 栓塞后并发症有哪些?

1. 过度栓塞引起的并发症　是指栓塞程度和范围过大，尤其是在使用液态栓塞剂和过量使用颗粒或微小栓塞物质时。其后果是造成大范围组织坏死，引起相应的肝衰竭，胃肠、胆管坏死及穿孔，胆汁湖，皮肤坏死、脾液化等。

2. 误栓　是指非靶血管或器官的意外栓塞。其后果与被误栓器官的重要性和误栓程度有关。

3. 感染　可发生于所用器材和栓塞剂污染及手术场所消毒不严的情况下，栓塞后大量组织坏死时亦可为感染的诱因。感染常发生在实质性器官，如肝和脾。

 什么是经皮肝穿刺胆管引流术？

经皮肝穿刺胆管引流术是在 X 线或 B 超引导下，利用穿刺针经皮穿入肝内胆管，再将造影剂直接注入胆道而使肝内外胆管迅速显影，同时通过造影管行胆道引流。优点有以下几点。

1. 穿刺成功率高、创伤小、患者易接受。

2. 安全性大，退黄效果明显而迅速。

3. 适应范围广。

4. 高位胆道梗阻时传统手术难度大、并发症多，而经皮肝穿刺胆管引流术治疗有较大的优势。

 经皮肝穿刺胆管引流术有哪些适应证、禁忌证？

1. 适应证

（1）胆道及其周围恶性肿瘤引起的阻塞性黄疸。

（2）胆管结石、炎症和手术引起的胆道狭窄并阻塞性黄疸。

（3）先天性胆管囊肿和化脓性胆管炎。

2. 禁忌证

（1）有明显出血倾向者。

（2）大量腹水、肝衰竭者。

（3）弥漫性胆管狭窄者。

（4）严重心、肺功能不全者。

（5）碘过敏试验阳性。

 经皮肝穿刺胆管引流管使用的注意事项有哪些？

1. 妥善固定引流管，防止扭曲、打折、牵拉，保持引流通畅。

2. 引流袋位置低于穿刺点 30 cm 以上，24 h 更换引流袋。

3. 穿刺处贴膜若有潮湿、松动时，要及时给予更换固定。

4. 注意观察引流液颜色、量及性状，并做好记录。

5. 观察和保护穿刺部位的皮肤，防止感染。

6. 长期防止引流管者，每 3 个月更换引流管 1 次。

 经皮肝穿刺胆管引流术后的并发症有哪些?

1. 胆道出血：引流导管胆汁内出现凝血块或大量鲜血时，应在透视下观察导管侧孔是否位于肝实质内，根据情况调整导管位置。

2. 胆管感染：胆道感染多因肠内大肠埃希菌逆行感染造成，表现为寒战、发热，胆汁呈绿色或浑浊，应采样送检和进行细菌培养 + 药敏试验，感染者可经引流管注入庆大霉素或甲硝唑 10 ~ 20 ml，保留 1 ~ 2 h 后再放开引流管，每日 2 ~ 3 次，同时静脉给予对革兰阴性菌敏感的抗生素抗感染治疗。

3. 胆漏：胆汁漏入腹腔内时，可造成胆汁性腹膜炎，表现为腹痛，可有局限性压痛、反跳痛，给予对症治疗后多可自行缓解，必要时可腹腔灌洗治疗。

4. 胸膜损伤。

5. 导管堵塞和脱位：导管阻塞可用导丝疏通。

6. 胰腺炎。

7. 胆汁过度分泌。

8. 胆心反射：胆心反射是指介入手术操作对胆道系统的机械性刺激而引起的冠脉痉挛和心肌缺血。

 引起胆心反射的原因及临床表现有哪些？

手术刺激胆道系统引起迷走神经兴奋导致冠脉痉挛和心功能障碍，表现为心动过缓，可伴血压下降、心律失常、心肌缺血，甚至发生心室纤颤或心搏骤停。疼痛也可引起迷走神经兴奋，造成心动过缓。

 经皮胸腹腔间隙及脏器内积液、积脓引流术有哪些相关事宜?

1. 适应证　各种原因引起的胸腔积液、腹水，腹腔实质脏器囊肿、脓肿，腹腔间隙脓肿等。

2. 禁忌证

（1）严重的心、肺、肾功能不全。

（2）凝血机制异常等。

3. 并发症　主要有出血、感染及引流管脱落、堵塞，可给予止血、抗感染治疗，引流管脱落或阻塞时可重新置入或疏通，必要时更换引流管。

4. 注意事项　术后注意观察患者生命体征，严密观察穿刺引流部位症状、体征及引流物性状，给予止血、抗生素预防感染治疗，记录每日引流量。

 经皮股动脉置管术的适应证、禁忌证有哪些？

1. 适应证　经皮股动脉置管术适用于晚期原发性肝癌、肝转移癌、肝癌切除术后、食管癌、胃癌、小肠肿瘤、结肠癌术后、胰腺癌、腹部广泛转移瘤。

2. 禁忌证　碘过敏者、严重的肝肾功能损害、严重的心律失常、充血性心力衰竭、各种出血性疾病、各种急性感染（包括穿刺插管部位皮肤感染）。

 动脉置管术后经导管泵入化疗药物时应观察什么？

经动脉导管泵入化疗药物时必须严格无菌技术，避免继发感染；严密观察周围皮肤有无肿胀淤血、出血、术侧下肢有无麻木、皮温有无异常、皮肤颜色有无改变等情况。保持输液管路的通畅，观察输液泵运行是否正常，避免发生阻塞；注意倾听患者主诉以便及时做出处理。

 动脉压迫止血器有哪些特点？

1. 介入治疗后患者血管穿刺部位的闭合止血。

2. 压力点稳定，不偏移，压力大小可调节，可提供最大精确压力，减少患者卧床时间，压头采用透明质，全程观察止血情况，操作简便。

3. 解决患者术后 24 h 制动问题，避免严重并发症，前期给予精确压力，减轻医生负担，减少人为失误。

4. 术后一般压迫 6 h 即可拆除动脉压迫止血器。

介入手术前如何准备用物?

1. 患者物品准备：备一次性中单、尿壶。
2. 术前 1d 做碘过敏试验。
3. 术前 1d 备皮，剃除术区毛发。
4. 练习床上大小便。
5. 术前禁食 4 ~ 6 h。
6. 建立静脉通道：行留置针穿刺。
7. 做好术前宣教及术前评估。

 介入治疗术后护理要点有哪些?

1. 观察穿刺部位有无渗血、出血。
2. 患者术后平卧位。穿刺部位给予动脉压迫 4 ~ 6 h，术侧下肢制动 24 h。
3. 观察术侧下肢足背动脉搏动情况和远端肢体血供情况。
4. 发热护理：介入治疗后药物栓塞导致肿瘤细胞坏死产生的一种吸收热，一般对症处理。
5. 饮食护理：多喝水、饮食以清淡易消化的软食为主。
6. 疼痛护理：遵医嘱给予镇痛药。
7. 胃肠道不良反应：遵医嘱给予镇吐药。
8. 避免用力咳嗽及打喷嚏以免腹压升高导致穿刺点出血。
9. 发热护理：发热是介入术后最常见的并发症。
（1）在患者能耐受的情况下，一般采取物理降温的方法，如温水、乙醇擦浴、多饮水等。
（2）如体温持续不降而不能耐受者，可遵医嘱给予解热药物。

 经皮肝穿刺胆管引流的术后护理有哪些?

1. 术后卧床休息 24 h，严密监测生命体征。
2. 妥善固定引流管并引流通畅，防止受压、脱落。
3. 观察引流液的颜色、性状、量，注意无菌防止逆行感染。
4. 观察上腹部有无进行性增大的肿块及腹膜刺激征。
5. 观察有无出血倾向，必要时输血。

6. 选择高热量、高蛋白、低脂、高维生素易消化饮食，忌油腻食物及饱餐。

7. 养成良好的工作、休息和饮食规律，保持乐观的心态，避免劳累及精神过度紧张。

8. 定期复查，术后胆红素 1～2 周可降至正常，4～6 周后肝功能逐渐恢复。

 内支架置入术有哪些适应证？

1. 食管癌引起的食管狭窄、食管气管瘘、食管纵隔瘘。
2. 胆道及其周围组织恶性肿瘤引起的阻塞性黄疸。
3. 气管内或气管外肿瘤引起的气道狭窄。
4. 各种原因引起的血管狭窄。

 肝动脉化疗栓塞术会出现哪些不适症状？

1. 术中
（1）胸闷、憋气、呼吸困难。
（2）恶心、呕吐：动脉化疗栓塞术时，由于短时间内注入大量化疗药可致恶心、呕吐。
（3）疼痛：术中化疗栓塞时，由于血管内膜受刺激及组织缺氧可致疼痛。
若出现以上症状且疼痛难以忍受时要及时告知手术医生。
2. 术后
（1）消化道反应：肝区不适、腹胀、恶心、呕吐等。
（2）治疗区疼痛。
（3）发热。

 肝动脉化疗栓塞术中患者需要注意什么？

术中积极配合医生和护士摆放体位及各种治疗和操作，治疗体位一旦摆好则勿随意改变。治疗过程中如有任何不适要及时告知医生及护士。如：肝区疼痛较剧烈、心慌、出虚汗、发冷寒战、治疗区放射到其他部位不适等要及时与医护人员沟通。

肝动脉化疗栓塞术可能存在哪些风险?

1. 过敏性反应：术中所用药物（造影剂、麻醉剂等）可能造成皮肤过敏、呼吸困难、过敏性休克、溶血反应。

2. 穿刺点并发症：局部血肿、假性动脉瘤或动 – 静脉瘘形成、邻近脏器损伤。

3. 选择性插管相关并发症：血管痉挛、血管内膜损伤、血管破裂、血栓形成、附壁血栓或斑块脱落，造成相应供血组织、器官缺血、坏死。

4. 术中血管痉挛、血管内膜损伤、血管破裂。

5. 造影剂、化疗药物引起的毒副作用：过敏反应、胃肠道反应、骨髓抑制、心脏肝肾功能损害、皮肤黏膜溃疡等。

6. 栓塞后发热、局部疼痛、胃肠道反应。

7. 严重心律失常、急性心力衰竭、休克。

8. 感染。

 肝动脉化疗栓塞术后不良反应如何护理?

1. 恶心、呕吐　肝动脉化疗栓塞术后患者出现恶心、呕吐的原因是高浓度化疗药物的作用，刺激胃肠道引起应激性反应。一般持续 1 周后可自行消失，术后医生会根据患者的用药剂量和反应给予保护胃黏膜和镇吐药物，患者及其家属不要过分担心，要让患者注意休息，保持病房环境安静、清洁，避免给患者不必要的刺激，进食清淡可口易消化的食物，呕吐后及时用清水漱口，以清除口腔异味使患者舒适。

2. 穿刺点出血　肝动脉化疗栓塞术穿刺点一般选择股动脉，术后穿刺点需要用专用压迫器压迫止血，大多不会出现出血现象，但由于患者凝血功能异常或压迫器松动等原因会出现穿刺点出血现象。穿刺点出血量少时因敷料覆盖不易被察觉，出血多时患者会感觉穿刺点附近有明显的湿热感或可见纱布敷料被染红，发现上述情况后应立即报告医护人员进行处理。

3. 局部水肿　局部水肿是血管穿刺插管术中最常见的并发症，发生率为 1% ~ 5%。术后应严密观察和及时处理。应注意穿刺点局部有无明显隆起、胀痛及皮下淤血。一旦形成血肿，应立即重新压迫止血，并加压包扎。一般血肿可待其自行吸收痊愈。如果血肿较大可采用较粗大的针穿刺抽出淤血，并在血肿稳定后实施热敷或其他物理治疗促进血肿吸收。

肝动脉化疗栓塞术后出院有哪些注意事项?

1. 进食高热量、高蛋白质、富含维生素饮食，每日饮水量不少于 1500ml。
2. 预防感染，不到人多的公共场所，注意保暖、预防感冒。
3. 根据自己的体质，选择适合的运动项目、避免过度劳累。
4. 每日定时监测体温，体温升高时及时就诊。
5. 严格按医嘱要求服用治疗药物。
6. 按医嘱按时到医院复查，若出现恶心、呕吐加重、发热加重、皮肤黄染、疼痛加剧等情况时及时到医院就诊。

 输注化疗药前有哪些宣教内容?

告知患者化疗前、化疗中、化疗后可能会出现的不良反应。化疗前的心理护理、增加患者治疗疾病的信心；化疗中的饮食指导及输液部位血管选择和观察事项，如化疗期间嘱患者多饮水以加快体内药物代谢和排泄，减轻对肾的损害，并减轻化疗药物对胃肠道黏膜的刺激，化疗期间吃易消化、少油腻清淡饮食；注意观察化疗后的不良反应如消化道反应、骨髓抑制、口腔炎、心脏毒性、便秘等，必要时对症处理。

 什么是介入化疗?

介入化疗是应用放射诊断学的器械、技术和方法达到治疗疾病的目的，即用套管和导丝经皮穿刺插管，注入化疗药物达到局部给药的目的。肝动脉栓塞化疗在治疗原发性、转移性肝癌已取得显著疗效，对缓解症状，延长生命起到积极的作用。由于正常肝具有双重血供，即肝动脉和门静脉，并有丰富的侧支循环，所以肝动脉栓塞不会引起肝衰竭。

 介入化疗护理要点有哪些?

1. 心理护理：由于介入化疗只需在腹股沟局部麻醉下做一个小切口即可插管，痛苦小，对疾病有显著疗效，故患者不必紧张恐惧。
2. 术前检测：主要项目为肝、肾功能。包括总胆红素、转氨酶、血尿素、血肌酐、凝血酶原时间。

3. 饮食准备：术前 4h 不进固体或难消化的食物。

4. 皮肤准备：会阴部、腹股沟、大腿上部皮肤备皮。

5. 术前用药：术前做碘过敏试验，肌内注射异丙嗪 25mg，输入镇吐药物，壶入地塞米松 5mg，并观察有无过敏反应。

6. 术后股动脉穿刺处用沙袋加压 24h，下肢制动 24h，观察局部有无渗血情况。每 30min 测血压、脉搏、足背动脉搏动，共 4 次。同时常规应用止血药及抗生素。

7. 术后患者可出现恶心、呕吐、腹泻等症状，因此要注意饮食调节，加强营养，给予高蛋白、高维生素、高营养的饮食。

第二节 放射性粒子治疗

 什么是粒子植入术?

粒子植入全称为"放射性粒子植入治疗技术"，是一种将放射原植入肿瘤内部，让其持续释放出射线以摧毁肿瘤的治疗手段。

 放射性粒子治疗肿瘤需要哪些条件?

1. 放射性粒子。

2. 三维治疗计划系统与质量验证系统。

3. 粒子治疗的相关辅助设备，如粒子植入引导系统、粒子装载设备、消毒设备、粒子植入针和一些固定架。

4. 影像引导系统：包括超声、CT 和 MRI。

 什么是活度?

活度是指放射性粒子所具有的放射性强度。一般粒子活度为 0.7 ~ 0.9 mci，活度单位为 MBq，1 mci=37 MBq。1 mci 能产生 182 Gy，1 MBq=4.92 Gy。肿瘤植入的全部粒子的总活度，应当根据治疗计划满足处方剂量的要求。一般在设计的总活度基础上增加 15% ~ 20% 的剂量，可增加疗效。

什么是放射性粒子的半衰期?

不同种类的粒子半衰期不同,临床应用适应证有区别,^{125}I 的半衰期较长,一般约 60 d,正常组织耐受较好,防护要求较低,用于治疗分化较好的肿瘤。103 pd 的半衰期较短,不到 ^{125}I 的 1/3 使受损伤的癌细胞修复减少,肿瘤的再分布减少,用于治疗分化差、恶性程度高的肿瘤。

 哪些患者适合做粒子植入术?

1. 经病理诊断证实的恶性实体肿瘤。
2. 肿瘤浸润大难以手术切除,或者手术残留。
3. 无法做手术的原发肿瘤,如巨块型肝癌、鼻咽癌等;或者患者拒绝进行手术治疗。
4. 需要保留重要功能性组织或手术将累及重要脏器的肿瘤,如脑深部肿瘤。
5. 外照射效果不佳或失败的患者。
6. 复发或转移癌。

 粒子植入术治疗有哪些优点?

1. 靶器官定位准确,不出血或少出血,为最好的、准确的适形照射。
2. 可采用多种植入方式(B 超引导经皮穿刺、腔镜、手术中),满足不同患者的需求。
3. 保证肿瘤靶区得到高剂量治疗,局控率高。
4. 放射能量得到完全利用,正常组织损伤小,患者无痛苦。
5. 周围正常组织得到保护,并发症少。
6. 容易操作。
7. 一次永久性植入,适形度高,避免重复照射的不准确性。
8. 局部剂量高,肿瘤杀伤效果好,提高肿瘤治愈率和降低复发率。
9. 持续低剂量照射利于正常组织的亚致死损伤修复,利于缺氧细胞的杀灭。
10. 缩短治疗时间及住院时间。

粒子植入前需做哪些检查?

1. 血常规、凝血功能、血生化、免疫检查。
2. 心电图检查。
3. 胸部 X 线检查。
4. 肿瘤病理检查。

 粒子植入术后如何护理?

1. 术前
（1）术前宣教、评估。
（2）术区皮肤准备：备皮。
（3）有碘过敏试验及有关的药敏试验。
（4）患者练习床上排大小便。
（5）术前禁食、禁水。

2. 术中
（1）协助患者取舒适的体位，一般为平卧位或俯卧位。
（2）建立静脉通路，备好急救物品和药品。
（3）给予心电监护，每 30 min 记录生命体征 1 次，如有异常及时告知医生。
（4）观察患者有无胸闷、憋气等反应，保持呼吸道通畅。
（5）植入过程中患者若出现大汗淋漓、呼吸急促、心搏加速等情况，应立即停止植入，必要时给予氧气吸入。
（6）术毕术区用无菌敷料固定好，必要时加压包扎，观察无不适后方可返回病房。

3. 术后
（1）术后平卧 6 h。
（2）疼痛护理：遵医嘱给予镇痛药。
（3）术后观察：有无咳嗽、咯血、胸痛和呼吸困难、血尿等现象，备好急救物品和药品。
（4）大量饮水。
（5）注意隔离及防护。

粒子植入后剂量如何评定?

粒子植入完成后,完整地扫描肿瘤部位,将 CT 图像输入 TPS 计划系统,验证粒子植入与治疗计划符合程度,检查植入粒子后的剂量分布情况,是否出现剂量稀疏的区域,确定是否需要二次植入粒子或补充外照射。

 肺癌放射粒子植入术后并发症如何护理?

1. 发热　体温 ≥ 38℃嘱患者多饮水,必要时给予乙醇擦浴、物理降温。

2. 胸痛　可适当转移患者的注意力,必要时给予镇痛药物。

3. 粒子迁移或排出　若发现粒子排出应立即将其夹起,放在铅制罐内交由核医学人员处理。

4. 肺栓塞　是粒子植入最严重的并发症,若患者突然出现呼吸困难、发绀、咳嗽、胸痛等不适时,立即告知医生,迅速准备急救用物并做好记录。

 放射线防护的护理措施有哪些?

1. 医护人员与患者之间的防护　在粒子植入部位覆盖铅防护帘,为患者操作时动作要轻快,避免时间过长。

2. 患者之间的防护　接受粒子植入的患者尽量住单人病房或集中在同一病房管理,嘱患者不要随意进入其他病房。

3. 患者与家属之间的防护　避免与患者密切接触,最好保持 1 m 的距离。儿童、孕妇不宜接触患者。

 患者排出粒子后如何处理?

粒子植入后应观察是否脱落,肺部植入的粒子可能会咳出、前列腺植入的粒子可从尿液排出。建议患者在植入粒子后的头几次排尿时,以容器接尿液,纱布滤过,脱出粒子应装入铅或铁皮容器内密闭,稍远离生活区域,并送回医院负责回收粒子的科室。

粒子植入术后应注意观察什么?

1. 前列腺

（1）患者术后应平卧 6 h。

（2）严密观察粒子植入部位皮肤颜色、温度等变化。

（3）患者出现疼痛，及时报告医生进行对症处理。

（4）术后 24 h 内注意观察有无血尿及尿频、尿急、尿痛等症状。

（5）术后做好患者宣教，注意观察排尿时有无粒子流出。

2. 胰腺癌

（1）胰漏。

（2）疼痛。

（3）出血。

（4）发热。

（5）肺栓塞。

3. 肺癌

（1）气胸。

（2）咯血痰。

（3）胸痛。

（4）发热。

（5）肺栓塞。

 粒子植入术后出院应注意什么?

1. 定期复查血常规、肝功能，了解治疗效果。

2. 家属做好自身防护。

3. 按时、按量遵嘱用药。

4. 适当锻炼，增强机体抵抗力，避免过度劳累。

5. 保持良好的心理状态，养成良好地个人卫生习惯。

6. 如有不适及时就医。

 粒子植入术后如何观察伤口?

1. 监测体温，每日测 4 次体温。

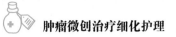

2. 观察伤口敷料，如出血较多时，告知医务人员，及时更换。

3. 伤口疼痛明显时，可口服镇痛药。

4. 注意保护粒子植入部位的皮肤，给予皮肤保护剂外涂。

 胰腺癌粒子植入术后需监测哪些指标?

1. 血液检查　术后可能会出现白细胞减少及肝功能异常，定期复查血常规和肝功能的变化。

2. 血液肿瘤标志物检查　血清癌胚抗原、CA19-9。

3. 影像学检查　B超、增强CT、磁共振（MRI）。

第四章

射频消融和微波消融

第一节　射频消融治疗

 什么是射频消融术?

射频消融术是指利用物理疗法，使组织加热至杀灭癌细胞的温度，达到治疗恶性肿瘤的目的。

射频消融的基本原理是肿瘤细胞对热的耐受能力比正常细胞差，射频发生器产生的高频射频波通过插入肿瘤组织中的电极发出射频电流，再经辅助电极形成回路，通过周围组织中的分子摩擦和离子逸散而产热，局部温度可达90～100℃而导致肿瘤组织发生凝固性坏死。

射频消融的目的是杀死预计范围内的所有活性恶性肿瘤细胞，尽可能减少对周围正常组织的损伤。

所有射频消融（RFA）系统均由发生器、测控单元、电极针、皮肤电极或称体外电极和计算机五部分组成。

麻醉方法是经皮穿刺时，采用局部麻醉的方法。

 射频消融治疗的适应证有哪些?

1. 呼吸系统　鼻息肉，扁桃体肥大，气管支气管内肿瘤，肺内良、恶性肿瘤。
2. 泌尿系统　前列腺增生、前列腺肿瘤、肾脏肿瘤、肾上腺肿瘤。
3. 消化系统　肝良、恶性肿瘤，胰腺癌，直肠癌。
4. 骨骼系统　原发或转移的骨肿瘤。
5. 神经系统　颅内肿瘤、脊髓膜瘤、神经纤维瘤。
6. 肌肉系统　肌纤维瘤、横纹肌肉瘤。
7. 生殖系统　会阴部肿瘤、宫颈癌、卵巢癌、阴茎癌。
8. 其他　皮肤肿瘤、乳腺癌实体瘤。

射频消融术前的常规检查有哪些?

1. 血尿、便、常规检查。
2. 出凝血五项。
3. 肝功能及血清酶学检查。
4. 肿瘤标志物检查。
5. 糖尿病患者测血糖。
6. 60 岁以上患者应查肾功能、心电图和 X 线胸片检查。
7. 各种影像学检查等。

 什么是肝癌射频消融术?

肝癌射频消融术是一种较新的微创技术,是借助超声或 CT 等影像技术,将电极针插入瘤体,电极发出的射频被转化为热能,使肿瘤凝固坏死的微创治疗技术。

1. 适应证

(1)不能手术切除的小肝癌,如肝内病灶不超过 3 个、年龄太大、全身情况差、肝硬化严重等。

(2)位置不佳,手术难度大,但在 B 超或 CT 引导下行体外穿刺者。

(3)患者不愿手术的肝癌。

(4)手术切除后早期复发性肝癌。

(5)条件适合的转移性肝癌。

(6)手术无法切除的大肝癌,行姑息性治疗。

(7)无门静脉癌栓。

(8)肝功能 Child A 级或 B 级。

2. 禁忌证

(1)总胆红素大于 100 μmol/L 伴有明显黄疸者。

(2)凝血功能障碍。

(3)重度肝肾功能不全。

(4)合并门脉癌栓或合并大量腹水、腹膜感染。

(5)有心脏起搏器。

3. 优点

(1)微创:经皮穿刺治疗可在局部麻醉下完成,患者反应轻微,大多数患者在治疗当天可下床活动进食。

(2)对于直小于 5 cm 的肿瘤,治疗效果与手术切除相仿,可达到局部根治的标准。

（3）适用于反复多次治疗，对于多发和复发性肿瘤更能显示出射频治疗的优越性。

（4）避免切除治疗过程中挤压和触摸肿瘤可能会引起的医源性转移。

 射频消融治疗肝癌术后如何护理？

1. 心理护理　加强与患者的沟通，解释术后可能会出现右上腹不适、发热等症状，不必紧张，多数为治疗反应，一般1周后消失，症状严重时对症处理。

2. 观察生命体征及腹部情况　血压和心率。术后监测血压和心率1次/小时，6 h后改为每2 h测1次，观察是否有出血现象，密切观察有无剧烈腹痛、腹部压痛、移动性浊音、血压下降、脉速及大汗淋漓等腹腔内出血现象。术后第2天患者均出现不同程度的发热现象，这是肿瘤坏死组织吸收引起的。此时患者无中毒症状，白细胞总数上升，多为10×10^9/L，但中性粒细胞核左移不明显。此时应向患者解释发热原因，密切观察体温变化，体温小于38℃时可不予特殊处理，但当体温超过38.5℃时，应给予物理或药物降温，出汗多时应及时更换床单、衣裤，保持皮肤清洁舒适，嘱患者多饮水，保持口腔清洁，加强基础护理，一般5～7 d体温可恢复正常。

3. 疼痛　术后患者均有肝区疼痛，持续1周左右，这是治疗后肝组织水肿、肝包膜张力增加所致，疼痛的程度与肿瘤的部位、范围有关。应向患者解释疼痛的原因，予以半卧位或右侧卧位，如果出现疼痛逐渐加重，应注意观察是否有出血及其他并发症，疼痛严重时可给予镇痛药物。

 肝肿瘤射频消融术后如何护理？

1. 发热

（1）嘱患者多饮水，饮食以清淡、易消化的为主。

（2）体温小于38.5℃时，给予物理降温，如温水擦浴、乙醇擦浴。

（3）体温大于38.5℃且持续不降时，给予药物降温。

（4）出汗较多时要及时更换衣物，注意保暖、避免着凉。

2. 出血　消融治疗时损伤胆囊、肝内胆管及邻近的肝内较大动脉血管。

（1）术后患者绝对卧床休息至少6h。

（2）密切观察患者生命体征变化等情况。

（3）患者出现心慌、出汗、恶心、腹痛等症状时要及时处置。

3. 皮肤损伤

（1）射频消融时采用单极射频电极针时回路电极板粘贴不实或不对称、一侧回路电极板脱落等使局部电流负荷过大；消融治疗时引导针与射频电极针活性端接触，使引导针所经组织及局部皮肤损伤。局部可应用烫伤膏对症处理并预防感染。

（2）预防：负极板粘贴紧实、对称；负极板局部冰袋冷却；一侧负极板过热时立即查找原因；消融治疗时避免引导针与射频电极针活性端接触。

4. 疼痛

（1）轻度疼痛：可以采取自我放松和转移注意力的方式进行缓解，如深呼吸、听音乐等。

（2）中、重度疼痛：遵医嘱给予镇痛药对症处理。

5. 胃肠道症状

（1）术后出现恶心、呕吐时饮食宜清淡，少食多餐，避免辛辣、刺激、油腻、生冷食物。

（2）嘱患者适当饮水。

（3）必要时给予止吐药对症处理。

（4）静脉内补充营养药物。

6. 肝脓肿　肝区疼痛、黄疸、寒战、发热。

（1）定期监测血糖、尿糖，控制血糖在安全范围。

（2）监测体温，如出现高热、寒战及时报告医生。

（3）术后如持续发热超过 2 周，体温 > 38.0℃，应考虑是否有肝脓肿形成。

（4）脓肿一旦形成后给予行肝脓肿穿刺引流治疗。

射频消融治疗肺癌的适应证、禁忌证有哪些？

1. 适应证

（1）因心肺功能等原因不能手术的原发性肺癌。

（2）估计手术不能切除的原发性肺癌。

（3）患者拒绝手术。

（4）转移性肺癌，单侧肺内病灶 <5 个。

（5）术后探查不能手术切除的肺癌。

（6）化疗、放疗或其他治疗效果不明显者。

2. 禁忌证

（1）严重心肺功能障碍。

（2）肺部感染。

（3）凝血功能障碍。

（4）肺功能较差，不能平卧，或全身状况较差，难以承受手术者。

（5）肿瘤体积较大或弥漫性病变。

（6）靠近肠管或胆囊、胆管、血管的病灶。

 射频消融治疗前的准备有哪些?

1. 术前禁食水 4 ~ 6 h。
2. 术前让患者排空膀胱。
3. 清洁术区皮肤。
4. 建立静脉通道：留置针穿刺。
5. 做好术前宣教及评估。

 射频消融治疗肺癌如何护理?

1. 术前

（1）心理护理：向患者解释治疗原理、方法及成功病例，解除患者紧张恐惧心理，使患者积极配合治疗。

（2）指导患者做好个人卫生，术前更换清洁病号服，按医嘱备皮，取下活动义齿及首饰等个人物品。

（3）做好常规检查：如心电图、血尿常规、肝肾功能等，术前禁食、禁水4 h。

（4）术前训练患者掌握正确有效的呼吸、运动，指导咳嗽排痰的方法，以尽量缩短手术时间及减少并发症的发生。

2. 术中

（1）根据肿瘤位置不同，协助患者取合适的卧位，一般为平卧位或俯卧位，根据肺内肿块位置及进针方向决定，嘱患者全身放松，连接心电监护。

（2）将皮肤电极放于患者皮肤平坦部位，在皮肤电极上放置冰袋，以免皮肤被灼伤。

（3）建立静脉通路，一般选择下肢静脉，配合麻醉医生给予麻醉。

（4）给予心电监护，密切监测生命体征变化情况，每15 min记录1次生命体征，如有异常及时告知医生。

（5）遵医嘱及时给予用药，并准确记录，注意观察用药后的反应。

（6）术毕协助手术医生将伤口处用无菌敷料固定好，必要时加压包扎。

3. 术后

（1）患者去枕平卧 6 h，保持穿刺部位清洁干燥，局部加压，防止渗血。术区伤口给予冰袋冰敷 2 h。

（2）给予心电监护，密切观察生命体征，每 30 min 记录 1 次。询问患者有无不适，吸氧，遵医嘱及时给予止血、抗感染等药物治疗。

（3）观察有无皮下淤血或皮下气肿、胸闷、憋气、咳嗽、痰中带血，备好急救用品及药物。

（4）由于治疗中的高温作用，患者出汗较多，有明显的疲乏感，因此术后要保持床单位干燥，注意保暖，多饮水、适量补液。

（5）术后 2 h 可进易消化的饮食，鼓励患者进食高蛋白、高热量、高纤维素饮食，以提高机体抵抗力，利于疾病的恢复。

（6）加强病室管理，保持病房清洁、安静、空气流通，每日消毒病房。

 肺癌射频消融术后并发症如何护理？

1．气胸

（1）嘱患者卧床休息，取半卧位。

（2）保持呼吸道通畅，给予吸氧。

（3）少量气胸时可自行吸收，大量气胸时须行胸腔闭式引流术。

2．胸腔积液。

3．发热：鼓励患者多饮水或物理降温，术后常规应用抗生素，1 周左右体温可恢复正常。

4．胸痛：可遵医嘱给予镇痛药对症处理。

5．咳嗽、咯血：与治疗刺激支气管有关，指导患者正确咳嗽，密切观察生命体征，保持呼吸道通畅，观察和记录咯血的性状和量，及时遵医嘱给予止血药物，安抚患者的情绪。

6．皮肤灼伤：多为皮肤电极与皮肤接触不良引起局部皮肤灼伤。故术中要注意观察皮肤电极是否粘贴牢固，对灼伤的皮肤可按常规外科换药处理。

 肝癌患者射频消融术后出院有哪些注意事项？

1. 大部分患者在治疗后 3～5d 即可出院。

2. 出院后饮食应进食高蛋白、高维生素、高糖，低脂肪饮食。避免辛辣刺激食物，禁食坚硬、过冷、过热的食物。

3. 应禁烟、戒酒。

4. 遵医嘱按时按量口服药物。

5. 患者出院后如出现以下症状应及时到医院就诊：疼痛加重或疼痛不缓解；大便呈黑色或便血、呕血、发热、性格改变、行为异常等。

 肝脏肿瘤射频消融治疗后复查哪些项目?

术后 1 ～ 3 个月做一次增强 CT 检查，如果发现肿瘤复发可再次治疗。同时抽血查甲胎蛋白和其他肿瘤标志物及肝肾功能检查，动态观察有无升高的情况，指标升高也显示有肿瘤复发。

第二节　微波消融治疗

 什么是微波消融治疗?

通过微波辐射器将高频电磁波的能量转换成热能，作用于肿瘤组织，通过内源性加热使肿瘤组织凝固性坏死，达到治疗肿瘤的目的。

1. 优点

（1）操作简单、创伤小、疗效确切、恢复快。

（2）对直径≤ 5 cm 病灶可达到局部根治。

（3）可反复多次、对复发及多发病灶适用。

（4）肿瘤坏死清除过程中刺激机体抗肿瘤免疫抑制肿瘤生长。

2. 治疗前的常规准备

（1）皮肤准备：备皮。

（2）胃肠道准备：术前 4 h 禁食、禁水。

（3）术前排空膀胱。

3. 术中患者可能会出现疼痛、恶心、呕吐、心率减慢等不适反应，一旦患者出现不适症状，手术护士应及时报告手术医生进行处置。

4. 不良反应

（1）发热。

（2）局部疼痛。

（3）无症状的反应性胸腔积液、腹水。

（4）胆囊壁增厚。

（5）胆管轻微狭窄。

（6）肝被膜下血肿。

（7）动静脉瘘。

（8）皮肤烫伤。

（9）肝功能异常。

（10）严重并发症：肝脓肿和脓胸、胆管损伤及肠穿孔。

5. 术后复查的项目：定期随访，常规 1 ~ 3 个月复查血常规和肝、肾功能、AFP、CT 等影像学检查，发现问题及时就诊。

 微波消融治疗肝癌的适应证、禁忌证有哪些?

1. 适应证

（1）单发肿瘤，每个肿瘤最大径 ≤ 5 cm。

（2）多发肿瘤，数目 ≤ 3 个，每个肿瘤最大径 ≤ 4 cm。

（3）肿瘤距离周边重要结构（如左右肝管等 ≥ 0.5 cm）。

（4）无门静脉癌栓或肝外转移。

（5）肝功能为 Child A 级或 B 级，无顽固性腹水。

（6）凝血酶原活性 > 50%，血小板计数 > 70×10^8/L。

2. 禁忌证

（1）肝功能分级 Child–Pugh C 级，经治疗未改善者。

（2）患者意识障碍。

（3）弥漫性肝癌。

（4）心、肺、肾、肝等重要脏器功能衰竭者。

（5）顽固性大量腹水者。

（6）不可纠正的凝血功能障碍者。

（7）肝外门静脉癌栓、肝外胆管癌栓、非肝段下腔静脉癌栓者。

 微波消融治疗肺癌的适应证、禁忌证有哪些?

1. 适应证

（1）不能手术切除的原发性或转移性病灶，病灶数目 < 3 个，最大径 < 3 cm。

（2）手术切除后的复发病灶。

（3）肿瘤边缘距离肺门等重要位置 ≥ 0.5 cm。

（4）对放疗和化疗有严重反应的患者。

（5）要求消融而无禁忌的患者。

2. 禁忌证

（1）严重心肺功能障碍。

（2）肺部感染。

（3）凝血功能障碍。

（4）肺功能较差、不能平卧，或全身状况差，难以承受手术者。

（5）肿瘤体积较大或弥漫性病变。

（6）靠近肠管或胆囊、胆管、血管的病灶。

 微波消融治疗乳腺癌的适应证有哪些？

1. 单发肿瘤且癌灶内无广泛管内癌成分。

2. 肿瘤直径 < 3 cm，距皮肤 > 1 cm。

3. 乳房大小及形状无异常，可耐受放疗。

4. 自愿要求消融治疗，无治疗禁忌证。

 肝肿瘤微波消融术后出院应注意什么？

1. 注意休息、避免劳累，不能做剧烈运动。

2. 保持心情舒畅，多与朋友、家人沟通，听轻松音乐，看励志、轻松的影视和书籍。

3. 禁烟、禁酒，饮食宜清淡、优质蛋白的易消化饮食为主；不食辛辣、刺激、坚硬的食物。

4. 保持大便通畅，注意大便颜色变化，如有黑便、血便应及时就诊。

 微波消融治疗后有哪些不良反应？

1. 肺癌

（1）气胸。

（2）咯血。

（3）皮肤损伤。

（4）感染。

（5）空洞形成。

2. 乳腺癌

（1）皮肤烫伤。

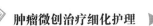

（2）肿瘤周围残留。

（3）皮下硬结。

（4）脂肪液化。

 肝肿瘤微波消融术后肝破裂如何护理?

1. 安慰患者，细心解释，消除顾虑；必要时给予镇静药物。

2. 卧床休息，严密监测生命体征变化并做好记录，观察穿刺点敷料情况，密切观察患者的主诉、尿量变化。如有异常及时报告医生进行处理。

3. 备好急救药品及器材。

4. 按医嘱要求禁食、禁水。

5. 发生少量出血时可给予局部压迫止血，应用止血药物处理；如发生急性大出血可行急诊介入止血手术治疗。

 肝肿瘤微波消融术后气胸如何护理?

1. 密切观察呼吸、血氧饱和度，注意呼吸形态的改变，检查穿刺部位皮下是否有捻发音。

2. 注意患者咳嗽、咳痰情况，有无胸闷、气促、呼吸困难等症状。

3. 少量气胸可自行吸收，大量气胸时需要穿刺抽气或行胸腔闭式引流。

 肝肿瘤微波消融术后肝功能损害如何护理?

1. 保持病房空气清新，定时通风，患者要卧床休息，减少活动。

2. 注意观察患者尿颜色是否加深，尿量是否减少，排尿是否困难。

3. 注意询问患者有无腹胀、观察下肢有无水肿或水肿加重。

4. 注意观察患者精神状况是否变差，行为举止是否与以往不同。

5. 饮食以高热量、高维生素、易消化饮食为主，可少量多餐。

6. 保持大便通畅，避免便秘，大便时不要用力。

7. 若有不适时应及时告知医护人员进行处理。

保持大便通畅，注意大便颜色变化，如有黑便、血便应及时就诊。

参考文献

鲍淼. 2008. 经皮高强度聚焦超声治疗原发性肝癌 [J]. 胃肠病学和肝病学杂志, 17（5）: 353-355.

曹洋. 2007. 肝癌患者海扶刀治疗前后肝功能状况研究 [J]. 检验医学与临床, 4（12）: 1160-1163.

邓凤莲. 2008. 高强度聚焦超声治疗子宫肌瘤研究现状 [J]. 中华医学超声杂志, 10（5）: 803-808.

盖绿华. 2014. 肿瘤微创治疗健康指导 [M]. 北京: 军事医学科学出版社.

盖绿华, 杨武威, 李静, 等. 2010. 镇静止痛条件下高强度聚焦超声治疗子宫肌瘤的护理. 军事医学科学院院刊 [J]. 34（2）: 封3.

盖绿华, 周洁敏, 杨武威. 2009. 高强度聚焦超声治疗骨肿瘤的护理. 中华现代护理杂志 [J]. 15（15）: 1457-1458.

何能斌. 2008. 骨肉瘤保肢手术治疗进展 [J]. 国际骨科学杂志, 29（2）: 94-97.

雷大钊. 2008. 乳腺癌外科进展 [J]. 岭南现代临床外科, 8（2）: 150-152.

李丹, 申戈, 王国权. 2015. 肿瘤患者放疗健康指导 [M]. 北京: 人民军医出版社.

李乐之, 路潜. 2012. 外科护理学 [M]. 北京: 人民卫生出版社.

李彦豪, 何晓峰, 陈勇. 2012. 实用临床介入诊疗学 [M]. 北京: 科学出版社.

李跃晨. 2008. 子宫肌瘤的病因学研究进展 [J]. 河北医药, 30（9）: 1396-1397.

梁鹏. 2008. 骨肉瘤治疗进展 [J]. 国际骨科学杂志, 29（2）: 91-94.

刘亚慧. 2008. 高强度聚焦超声的原理和应用 [J]. 现代生物学进展, 8（7）: 1344-1352.

陆宏. 2011. 高强度聚焦超声治疗晚期胰腺癌的护理 [J]. 临床护理杂志, （5）: 42-44.

罗建平. 2008. 高强度聚焦超声治疗原发性肝癌的临床表现 [J]. 胃肠病学与肝病学杂志, 17（5）: 362-366.

王晓红. 2008. 高强度聚焦超声治疗肝癌105例 [J]. 浙江中西医结合杂志, 18（11）: 674-676.

王秀年. 2008. 高强度聚焦超声治疗肿瘤的护理进展 [J]. 临床护理杂志, 7（2）:

43-44.

王燕青. 2014. 肿瘤患者护理问答［M］. 北京：人民军医出版社.

杨武威. 2010. 隐形的肿瘤杀手——海扶刀的基本常识［M］. 北京：军事医学科学出版社.

尤奎成. 2006. 胰腺癌的治疗现状与进展［J］. 武警医学院学报, 15（4）：390-392.

张宇. 2008. 高强度聚焦超声及其在胰腺癌中的治疗［J］. 肿瘤学杂志, 14（11）：951-953.

郑加生, 李宁, 袁春旺. 2011. CT引导肝肿瘤消融治疗学［M］. 北京：人民卫生出版社.